AF467589

ÉTUDES
D'OCULISTIQUE

PAR

A. GUÉPIN

PROFESSEUR A L'ÉCOLE DE MÉDECINE DE NANTES, CHIRURGIEN A L'HOTEL-DIEU,
MÉDECIN DES DOUANES, OCULISTE DES SALLES D'ASILE, MEMBRE DU CONSEIL DE SALUBRITÉ DE NANTES,
COLLABORATEUR DES ANNALES D'OCULISTIQUE,
MEMBRE D'UN GRAND NOMBRE D'ACADÉMIES ET DE SOCIÉTÉS SAVANTES D'ALLEMAGNE,
DE BELGIQUE, DE FRANCE, DE HOLLANDE.

Utilitati.

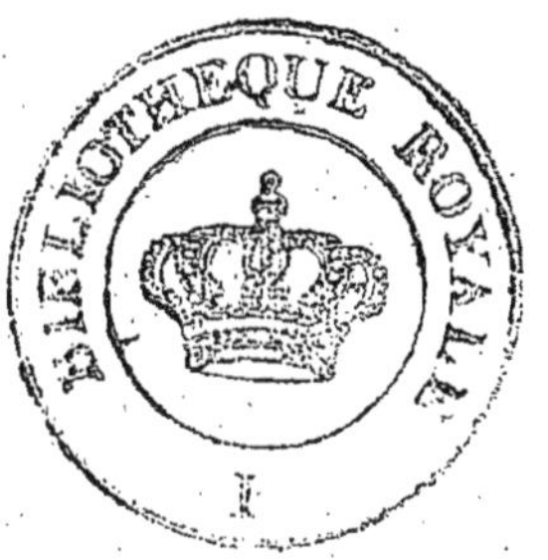

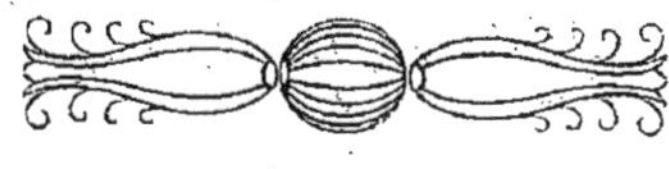

A PARIS
CHEZ GERMER-BAILLIÈRE, LIBRAIRE,
RUE DE L'ECOLE DE MÉDECINE, 17.
A NANTES, CHEZ SEBIRE, ET TOUS LES AUTRES LIBRAIRES.

1844.

Nantes. — Imprimerie W. Busseuil.

A

M. le Dr Fouré

Directeur de l'École de Médecine de Nantes,

Médecin en chef de l'Hôtel-Dieu, Président du Conseil de Salubrité,

Médecin des Epidémies,

Membre d'un grand nombre de Sociétés Savantes.

Membre de la Légion d'Honneur,

Faible Témoignage de Reconnaissance

Pour l'amitié dont il m'a donné tant de preuves depuis quatorze ans.

M. MAYOR (de Lausanne).

Nantes, le 4 octobre 1844.

Mon respectable et vénéré confrère,

Vous m'avez engagé l'année dernière au congrès d'Angers, à rédiger et publier quelques notes que je vous avais lues. Je vous promis alors de suivre votre conseil, et je vous adresse aujourd'hui mon travail, que mes occupations nombreuses, la maladie dont j'étais affecté quand vous êtes venu à Nantes, et diverses autres circonstances m'ont empêché de publier plutôt et de développer autant que je l'aurais désiré.

Depuis votre départ j'ai encore suivi vos avis en ce qui concerne les cas curieux qui passent sous mes yeux, déjà je possède plus de cinquante beaux dessins faits d'après nature et j'espère l'année prochaine porter à une centaine ma collection.

Je voudrais aussi, dans l'intérêt de la spécialité qui m'occupe si long-temps chaque jour et par amour propre national, car chez moi l'homme, le médecin et le citoyen ne font qu'un, rééditer tous les anciens oculistes français et terminer cette publication par une histoire très-détaillée des progrès de la médecine et de la chirurgie oculaire en France depuis 1830; déjà j'ai écrit environ 400 pages in-8° de ce dernier travail, auquel j'aimerais à joindre des gravures sur bois, des dessins lithographiés analogues à ceux de cette brochure, quelques portraits même, de manière à en faire un travail aussi curieux et intéressant que complet.

Aujourd'hui je me borne à m'occuper des questions que j'avais traitées au congrès scientifique.

Dans un premier chapitre je montre les avantages que procurent les spécialités, leurs inconvénients actuels et la possibilité de régulariser leur organisation par une simple ordonnance ministérielle.

Dans un second mémoire j'essaie de démontrer théoriquement et pratiquement que la méthode abortive, telle que je l'ai généralisée, convient dans toutes les maladies aiguës de l'œil. Long-temps avant que j'eusse écrit ce chapitre Velpeau d'abord, Carron de Villars vers la même époque, et Petrequin en 1837, avaient signalé les avantages de l'emploi du nitrate d'argent dans la généralité des conjonctivites, mais mon but a été de faire de la méthode abortive ce qu'elle doit être, de lui donner toute la latitude qu'elle comporte en y rattachant les moyens thérapeutiques dont elle dispose, et les affections diverses auxquelles elle peut et doit s'appliquer. Ce mémoire a le grand défaut, comme tout le reste de ma brochure, d'avoir été écrit à la hâte, il est très-attaquable d'un bout à l'autre pour la forme, mais je ne ferais pas les mêmes concessions pour le fond; j'ai expérimenté assez long-temps et sur un assez grand nombre de malades au moyen des diverses méthodes et d'une manière comparative pour être complètement fixé sous ce rapport. Cependant je crois n'avoir pas insisté autant que je le fais dans ma pratique sur les avantages des antiplastiques comme moyen abortif, et je le regrette d'autant plus qu'ils jouent un très-grand rôle dans la médecine et la chirurgie oculaires.

La méthode que j'ai indiquée dans le troisième mémoire, comme le meilleur moyen de guérison des taches de la cornée, a subi de nombreuses épreuves et constamment elle en est sortie victorieuse. Cependant, si la tache de la cornée n'était autre chose qu'un épanchement séreux sous la muqueuse ou entre les lames de cet organe, les cautérisations avec le nitrate d'argent seraient bien préférables.

Le quatrième mémoire se divise en deux parties : l'une traite de l'iris et de ses affections; l'autre de l'opération de la pupille artificielle. Dans la première partie j'appelle la face postérieure de l'iris séreuse postérieure et uvée. La première dénomination, quoique consacrée par l'usage, est fautive, puisque cette membrane est complexe. La seconde me paraît bien préférable. Peut-être aussi ai-je manqué de clarté en décrivant quelques états pathologiques de cet organe; ainsi, les sécrétions brunes ou condylômes se divisent en deux ordres : les unes sont des filaments albumineux, colorés par du pygmentum ou de toute autre manière qui ne nous est pas bien connue. Les autres ont une forme plus applatie et ressemblent un peu à des champignons végétant sur l'iris; leur couleur est, du reste, la même; cependant, par fois, je l'ai trouvée plus foncée. — Je n'ai pas prétendu dire qu'il y eût un iritis scrofuleux, un iritis syphilitique, et quoi que je me sois servi de ces locutions, pour moi, il n'y a qu'un iritis, mais il est modifié dans ses symptômes, sa marche, sa durée, sa terminaison, sa résistance à tel ou tel agent thérapeutique par les diverses diathèses qui modifient notre organisation.

Dans le traitement des iritis, je n'ai peut-être pas assez insisté sur l'usage des antiplastiques, et cependant, personne n'emploie davantage les antimoniaux et les mercuriaux. J'ai, du reste, omis de dire que l'arséniate de soude m'avait été complètement inutile dans l'iritis séreux antérieur, et dans l'inflammation de la membrane de l'humeur aqueuse.

Dans la description des méthodes que j'emploie pour faire la pupille artificielle, je n'ai pas crû devoir signaler une foule de modifications qui naissent des circonstances elles-mêmes; ainsi, ce matin, pour remédier à un leucôme situé à la partie moyenne et inférieure de l'œil droit, je voulais traverser le leucôme, passer sous l'iris, traverser l'iris, la cornée, et couper de droite à gauche ce qui devait donner une pupille en Λ. Mais arrivé au dernier temps, le malade a reporté son œil en haut, et la section est devenue impossible. J'ai pris alors les ciseaux de Carron du Villars, et j'ai incisé l'iris longitudinalement de bas en haut; j'en ai fait autant à la capsule qui était cataractée, et le malade a bien vu. Dans d'autres cas semblables, j'ai fait une double incision, l'une longitudinale, l'autre perpendiculaire aux fibres rayonnées.

Ce dernier mémoire laisse beaucoup à désirer, mais il est deux points que je crois avoir traités d'une manière satisfaisante, à savoir : 1° les divers états pathologiques de l'iris et de la membrane de l'humeur aqueuse; 2° l'utilité de pratiquer la pupille artificielle à une certaine période des iritis, et surtout de l'iritis syphilitique, puis la préférence que l'on doit accorder à l'opération de la pupille artificielle sur l'opération de la cataracte, pour les cataractes étroites, congénitales ou autres.

En somme, mon cher confrère, le travail que je vous présente n'est autre que celui de l'année dernière, étendu et développé. Les novations qu'il renferme ont déjà trouvé grâce devant vous une première fois, puisse une seconde lecture leur être plus favorable encore.

Recevez, je vous prie, l'assurance de mon respect,

A. GUÉPIN.

PRÉFACE.

Notre pratique diffère essentiellement sur quelques points de la pratique généralement acceptée par les hommes qui s'occupent le plus des maladies des yeux. L'induction et l'expérience nous ayant conduit à l'adopter, nous la soumettons à nos confrères pour qu'elle subisse l'épreuve des lieux et du temps. Nous avons joint à nos études de clinique, un mémoire sur l'utilité des spécialités et la traduction de l'ouvrage *De Iritide*, du célèbre d'Ammon. Si Dieu nous donne vie, nous publierons successivement un second volume de clinique, et un atlas colorié des maladies de l'organe visuel, atlas pour lequel un jeune peintre, M. Meuret, nous prête le secours de son talent.

Depuis 11 ans, et surtout depuis l'institution d'un dispensaire qui nous prend le quart de notre temps, nous n'avons cessé de lutter contre les mauvaises méthodes, les préjugés, les abus et le charlatanisme légal ou illégal ; employant chaque année une partie de nos honoraires à soutenir et recommander notre consultation publique, par le don de médicaments à tous les pauvres et par des secours aux plus nécessiteux. Puissent, à défaut d'autre mérite, nos laborieux efforts nous obtenir l'indulgence et l'estime des maîtres de l'art !

DE L'ORGANISATION

DES

SPÉCIALITÉS.

Il y a toujours eu, il y aura toujours des spécialités; ce n'est pas du fait, mais de l'abus qu'il faut se plaindre; ce n'est donc pas à les détruire, mais à les organiser, que doivent s'attacher les gouvernements. Ils trouveraient en elles, en les popularisant, le moyen de supprimer la médecine ambulante, la médecine illégale et certains genres de charlatanisme. Ils y trouveraient encore une source d'économies que la charité administrative, si dénuée de moyens d'action dans toutes nos grandes villes, ne doit pas dédaigner. Cette question est trop sérieuse pour être traitée en quelques lignes, et nous allons l'étudier sous ses divers aspects.

A toutes les époques de prospérité scientifique, l'on a vu s'établir dans les études graves, cette division du travail qui assure le succès et la perfection des arts industriels. A peine les califes avaient-ils fondé la ville de Bagdad, qu'aussitôt des savants de toute espèce s'empressaient d'aller habiter la cité musulmane. Des hospices, des pharmacies, des dispensaires, s'élevaient à l'envi, pour fournir aux besoins divers des différentes classes. Ici, l'internat du malade et la surveillance continue; ailleurs, les soins externes avec don des médicaments; sur d'autres points, des officines réservées aux riches, et préparant sous la surveillance la plus sévère et d'après le codex du temps. Puis les médecins eux-mêmes se divisaient l'étude et la pratique : à celui-ci la philosophie médicale, à cet autre la physiologie; quelques-uns abordaient toutes les opérations de la chirurgie; d'autres seulement les opérations des yeux ou des voies urinaires. L'ancienne Rome avait eu quelque chose d'analogue, mais c'est en Egypte seulement que l'histoire nous montre, dans le passé, une complète et parfaite division du travail intellectuel. Ici, parmi les médecins, les uns se livrent exclusivement au traitement des maladies de l'urètre et de la vessie; l'un d'eux, le célèbre Ammonius, proposa même de broyer la pierre au lieu de pratiquer l'opération de la taille; d'autres ne soignent que les maladies de la peau; d'autres que les maladies des yeux, Les affections mentales formaient encore une spécialité.

Si Rome et le moyen-âge sont restés bien en arrière, la cause en est facile à trouver : à Rome, la médecine et les sciences n'étaient cultivées que par des esclaves ou des étrangers. Pendant le moyen-âge la société chrétienne, abusant du spiritualisme, comme les payens avaient abusé du principe contraire, répétait avec Saint-Augustin : La chair, c'est le péché; prémisse incomplète dont elle se servait logiquement ensuite, en voulant guérir toutes les maladies avec des exorcismes et des oraisons. Lorsque les princes croyaient tromper Dieu en s'enveloppant au lit de mort de la robe de pieux moines, ne devaient-ils pas, pendant leur vie, donner à leurs sujets les plus déplorables exemples, sous le rapport des préjugés scientifiques? Le moyen-âge a cependant eu quelques exceptions, comme l'ancienne Rome peut rappeler les Hérophile, les Philon, les Démosthènes, les Evelpide, les Cléon, les Dionysius, et tant d'autres qui brillèrent dans l'exercice des spécialités.

Quoi que l'on puisse dire, les dictatures médicales et chirurgicales disparaissent de jour en jour pour faire place aux spécialités. L'Allemagne a ses médecins accoucheurs et ses médecins oculistes, munis d'un brevet particulier; l'Angleterre a créé, en dehors de ses hospices, des infirmeries consacrées aux maladies des yeux; et la France, malgré son adoration pour l'unité, sous quelque forme qu'elle se présente, subit peu à peu, par la force des choses, la division du travail médical, pour la théorie comme pour la pratique. Civiale rappelle la lithotritie, Ricord, les maladies vénériennes; Guérin, Duval et d'autres, l'orthopédie; Cazenave, les maladies de la peau; Moreau, les accouchements. Si Velpeau, si Bérard jeune, l'héritier par concours de la chaire de Sanson, si Rognetta, s'occupent beaucoup d'oculistique, tout en se livrant au reste de la chirurgie, nous trouvons Sichel, Desmarres, Solkaski, Caffe, Bourgeot, Saint-Hilaire, Caron, Duvillars, Bernard, Duval (d'Argentan) et quelques autres qui semblent en faire leur étude spéciale, et les départements n'ont d'autre moyen de rivaliser avec une capitale qui s'en rapproche chaque jour par les chemins de fer, avec une vîtesse de dix lieues à l'heure, qu'en suivant son exemple et subissant la division du travail. Nous appellerons surtout l'attention des médecins de province sur ce point: que deviendrons-nous si nous devons subir la concurrence des plus habiles spécialités de Paris, sans avoir organisé préalablement nos moyens de défense et de lutte?

Que chaque école secondaire ou préparatoire se hâte donc de donner signe de vie par la fondation de son journal; que la médecine philosophique, les maladies internes, les maladies de la peau, les accouchements, les maladies vénériennes, les maladies de la bouche et des dents, l'oculistique et les affections mentales soient confiés, dans ces publications, à des hommes spéciaux. Comment croire que deux ou trois individus puissent lutter seuls sur toutes les parties de l'art de guérir, avec des médecins qui s'exercent chaque jour à en perfectionner l'une des branches ?

La médecine ne saurait faire exception à la règle générale. L'étude des sciences naturelles se divise aujourd'hui entre les physiciens, les chimistes, les anatomistes, les botanistes, les minéralogistes et les géologues. L'étude des mathématiques elle-même a eu toujours et possède encore ses spécialités. Les faits parlent d'ailleurs plus haut que tous les raisonnements, et nous y aurons recours; mais nous allons établir d'abord que des motifs d'humanité, de science, de bonne administration, demandent l'organisation en France de la division du travail, organisation sans laquelle la médecine des provinces doit être avant peu complètement subalternisée.

L'humanité veut que le pauvre reçoive partout les soins médicaux qui peuvent adoucir sa misère en allégeant ses souffrances; les services internes de nos hospices de province sont la conséquence de ce besoin, mais ils ne suffisent pas. L'indigent dont la noble fierté recule devant la pension de l'aumône ; le père de famille qui pourrait encore, malgré la maladie, gagner sa vie et celle de ses enfants ; les paresseux enfin, qui voudraient, en vivant au sein des hospices, donner le scandale de la fainéantise, ont tous besoin de trouver dans un service purement externe et de simple consultation, mais avec don des médicaments pour les plus indigents, les conseils et les secours que leur état réclame. Ainsi diminuerait le chiffre des pensionnaires des hospices; ainsi seraient conservés les sentiments religieux qui portent le fils à soigner son vieux père à domicile, la mère à conserver son enfant chez elle plutôt que de l'abandonner à des soins étrangers, quelque devoués qu'ils puissent être. Les siècles derniers sont d'ailleurs accomplis; la charité se modifie : son rôle n'est plus de donner au jour le jour à manger à celui qui a faim, à boire à celui qui a soif. Cette pieuse mère des indigents comprend aujourd'hui qu'elle doit être une prévoyance sociale, organisant les secours mutuels et régularisant les dons de telle manière, que chaque homme puisse subir son épreuve ou remplir sa vie selon le but de la Providence, recevant de l'éducation dans l'enfance, des secours en cas de maladie quand il est homme fait, une retraite lorsqu'il ne peut plus travailler.

Au point de vue de la science, nous devons appuyer sous deux rapports, les cliniques spéciales : pour les médecins faits et pour les étudiants. La création de spécialités formant dans chaque ville où elle s'établit, les éléments d'une Académie de Médecine, cette ville devient un centre vers lequel convergent aussitôt tous les cas graves de sa circonscription; le chiffre des opérations s'y multiplie, parce que des besoins qui n'étaient pas satisfaits songent à réclamer en leur faveur : chacun s'empresse de demander les secours de celui que l'on croit plus apte à guérir ses souffrances. — Chaque spécialité exige aussi le concours d'un élève, et fait vivre un étudiant dans l'intimité d'un homme susceptible de lui être très-utile; il n'est pas indifférent non plus pour la jeunesse si laborieuse de nos écoles, de voir créer des fonctions nouvelles, car aujourd'hui les rangs sont serrés à désespérer les plus ardents au travail.

Nous ne pouvons passer sous silence l'utilité des spécialités pour détruire la médecine ambulante et supprimer la médecine illégale. Dans nos campagnes, le médecin voyageur partage avec les sorciers et les rebouteurs la clientelle des cas graves. Rien ne lui coûte pour arriver au but : il est toujours professeur de clinique dans une ville dont le nom reste inconnu, attaché à un ou plusieurs hospices ; médecin d'un prince, au besoin même de plusieurs, décorés de divers ordres ; constamment il a fait des cures merveilleuses ; au besoin il transforme les insuccès en succès, ou mieux encore il s'approprie les guérisons d'autrui. Où le philosophisme domine, il est philosophe, où le protestantisme, il est protestant, où le catholicisme, il est catholique, et se présente comme chevalier de l'éperon d'or et médecin du pape, s'annonçant au prône des grandes messes par la bouche des curés, auxquels il se fait recommander par leur évêque. C'est moi qui ai guéri telle aveugle-née, de L...., vous dit l'un, mais cette aveugle-née ne voit pas ; c'est moi qui ai opéré M. G., de Châteaubriant, disait dans cette ville un impudent coquin diplomé, qui partit le lendemain de son arrivée, emportant l'argent qu'il avait reçu d'avance, pour prix de traitements à faire, et jamais il n'avait ni opéré ni même vu M. G. ; c'est moi qui ai guéri Mounier d'Allaire, âgé de 30 ans, cataracté de naissance, disait à 80 kilomètres de distance un homme illettré, qui faisait de l'œil *la plus belle organe du corps humain*, sans s'inquiéter de savoir si ce mensonge pourrait être reporté au véritable opérateur de Mounier d'Allaire.

Les individus non diplomés qui exercent la médecine, s'attachent surtout aux spécialités. Les uns, comme les rebouteurs et les sorciers, n'exercent plus une grande influence. Nous avons eu toutefois, dans la Loire-Inférieure, un rebouteur assez instruit et d'une habileté consommée, qui employait traditionnellement des méthodes extrêmement simples, celle de Malgaigne, par exemple, pour guérir la luxation de l'humerus. Mais l'on ne saurait assimiler les corps religieux, du moins quant à l'influence, aux sorciers et aux rebouteurs, parce que leur médecine, bien qu'ignorante et illégale, n'en est pas moins très-recherchée par toutes les classes de la société, toutes partageant les mêmes préjugés et les mêmes erreurs; l'éducation ne faisant trop souvent que jeter un brillant vernis sur les individus qu'elle n'a pas réformés. Ici c'est un établissement sans médecin, très-irrégulier, contenant 3 à 400 malades payants, qui attire les clients par une sorte de consultation gratuite; ailleurs, ce sont des frères et sœurs de divers ordres, mus par une charité très-dévouée le plus souvent, mais presque toujours dépourvus des connaissances nécessaires et constamment en opposition avec la loi, souvent même très-hostiles au pouvoir, qui a la faiblesse de tolérer de semblables abus. — Chose inconcevable, on augmente les difficultés du doctorat, l'on poursuivrait impitoyablement un étudiant qui, sans titre, se permettrait, même après trois ou quatre années d'études, de pratiquer la médecine avec connaissance de cause, et l'on tolère, au sein des plus grandes villes, les violations de la loi les plus dangereuses !

L'administration, dans la création des spécialités, doit trouver trois avantages : l'un, celui de s'aider de leur concours pour détruire par le fait, les abus que les lois ne peuvent atteindre; il n'est pas indifférent, en effet, de créer dans chaque ville de vingt à cent mille âmes et plus, des habiletés particulières, susceptibles de propager les bonnes pratiques et de répondre à des vœux qui ne sont point satisfaits partout. Le second avantage serait de donner à chaque ville possédant des spécialités un certain renom médical, qui contribuerait à en faire un centre plus important. En troisième lieu, ce serait un moyen de réduire les services internes des hospices, qui coûtent en moyenne un franc par homme, par la substitution de services externes qui ne reviendraient qu'à cinq ou dix centimes par jour et pour chaque malade. L'administration doit considérer encore et les intérêts de la science et les devoirs d'humanité qu'elle doit accomplir.

Désireux d'apporter des faits nouveaux dans l'étude de cette question, nous avons traité, en 1841, de concert avec notre ami et beau-frère, M. Le Sant, pharmacien, cinquante indigents atteints de maladies cutanées, gale, teigne, prurigo, eczema, et nous avons trouvé qu'en réduisant le prix des médicaments comme il doit l'être en pareille circonstance, la guérison de chacun d'eux ne coûtait pas quatre francs. Depuis lors, nous avons fait une seconde expérience sur des vénériens syphilitiques, présentant des syptômes primitifs et secondaires : le résultat en a été le même. Quant à l'oculistique, les faits que nous allons exposer seront encore plus favorables à la thèse que nous soutenons.

Bourgeot Saint-Hilaire, dans sa lettre à un médecin de province (Paris 1836), nous donne quelques-uns des résultats des dispensaires d'outre-mer.

Le *London-Infirmary*, nous dit il, eut d'abord pour siége une maison particulière, mais le montant des souscriptions permit bientôt de bâtir l'édifice actuel, qui fut ouvert au public en mars 1805 : il se compose d'une maison à deux étages, isolée, entourée sur la cour d'une belle grille, et ayant sur les derrières une vaste cour, faisant jardin ; dans un bâtiment en aile existe un amphithéâtre capable de contenir vingt-cinq élèves, et servant aux leçons cliniques. Ce fut là que Lawrence donna ces lectures sur les maladies des yeux, qui, d'abord sténographiées et insérées dans le journal médical la *Lancette*. ont été transcrites dans notre langue par feu Billard.

Le personnel de l'établissement se compose de deux médecins consultants, de deux chirurgiens en chef et de deux adjoints ; le nombre des malades en traitement est de deux à trois cents par jour.

Il y a dans l'établissement trente lits formant un service interne.

En 1835, le *London-Infirmary* a reçu :

Consultants externes............	5,332
internes............	191

Un autre établissement du même genre, le dispensaire de Wesminster, a reçu :

Consultants externes............	2,407
internes............	84
Ensemble........	8,014

M. Cunier a publié dans ses annales d'oculistique, les résultats remarquables obtenus à Bruxelles par le dispensaire qu'il a fondé avec le secours de quelques médecins et les dons volontaires de plusieurs philantropes. Son ouvrage étant entre les mains de toutes les personnes qui s'occupent d'ophtalmologie, nous y renvoyons nos lecteurs.

Nous ne connaissons pas assez les institutions ophtalmologiques d'Allemagne et d'Italie pour en parler ici; mais nous trouverions dans notre clinique privée de nouveaux arguments en faveur de la thèse que nous soutenons.

De 1815 à 1840, si nous sommes bien informé, le nombre des opérations graves des yeux faites à Nantes, a donné une moyenne d'environ trente à trente-cinq. Nous avons commencé en 1832 à figurer dans ce chiffre pour quelque chose; en 1834, nous avons pratiqué dix-sept opérations de cataracte et quatre de pupille artificielle; en 1840, vingt opérations de cataracte et cinq de pupille artificielle; de 1834 à 1840, nous avons soigné, année commune, cinq cents maladies d'yeux. En 1841, fort de notre expérience, confiant dans quelques méthodes nouvelles, fruit de nos études, et désireux de nous créer une clinique véritable, nous transformons notre consulation en un dispensaire où les indigents trouvent gratuitement soins et médicaments. Aussitôt la question change de face; le nombre de nos maladies oculaires s'élève en moyenne à cent vingt et plus par mois, environ mille quatre cents par année. Quant au chiffre de nos opérations graves, le voici ;

1841.	— Cataractes	34	80
	Pupilles artificielles	35	
	Autres opérations graves ou curieuses	11	
1842.	— Cataractes	58	99
	Pupilles artificielles	22	
	Autres opérations graves ou curieuses	19	
1843.	— Cataractes	31	91
	Pupilles artificielles	45	
	Autres opérations graves ou curieuses	15	

Nous n'avons jamais enregistré nos sections musculaires pour strabisme, nos petites opérations pour l'ectropion, nos resections de muqueuses, nos dissections de paupières dans l'ankilo-blepharron, nos extractions de kistes, etc., etc.

Si la moyenne des opérations graves des yeux a triplé à Nantes depuis trois ans, et si dans le chiffre actuel nous figurons pour près des huit dixièmes, quoique simple adjoint aux hospices, à quoi l'attribuer si ce n'est à l'institution de notre dispensaire? Il y a donc des besoins qui réclament aujourd'hui les secours de l'art et qui se taisaient autrefois. Notre dispensaire rend donc d'utiles services, et c'est une source abondante d'études, soit pour nous, soit pour nos élèves. Pourquoi de semblables institutions ne seraient-elles pas généralisées, pourquoi à Nantes et dans les autres grandes villes de France, n'y aurait-il pas aussi des consultations publiques et gratuites pour les autres maladies?

N'avons nous pas honte d'abandonner à des ignorants et des charlatans la pratique des spécialités, quand, pour les exercer avec honneur, il faut y arriver avec des connaissances générales très-étendues. De toutes les maladies spéciales, ce sont celles de la bouche et des dents qui répugnent le plus aux docteurs en médecine, et cependant les plus grands médecins et chirurgiens des temps passés les ont étudiées avec ardeur. Hippocrate, Celse, Scribonius, Galien, chez les anciens; Haly, Abbas, Rhasès, Abulkasen, entre l'époque classique et le moyen-âge; Guy de Chauliac, Benedetti, Paré, André de la Croix, Pierre Foreest, Fabrice de Hilden, Dupont, Stultet, Highmore, Marschall, et plus tard Verduc, Ruysch, Meibomius, Heister, Garengeot, Le Dran, Planque, Bordeu, Plaff, Bordenave, Brunner, et tant d'autres, postérieurs à ces grands hommes, se sont occupés des maladies de la bouche et des dents, comme il conviendrait que nos élèves s'en occupassent bien plus spécialement, eux qui doivent pour moitié pratiquer la médecine dans les campagnes. Mais où les jeunes gens puiseront-ils mieux qu'auprès des hommes spéciaux les connaissances nécessaires à leur avenir; faut-il donc les réduire à se faire les élèves d'officiers de santé fort ignorants, la plupart, ou les condamner à manquer d'habileté pratique dans l'une des branches de l'art de guérir?

Une fois ce qui précède accepté comme vrai, le ministre de l'intérieur pourrait trancher la question par une simple ordonnance ainsi conçue :

Art. 1er. Il sera créé auprès de chaque hospice un service externe pour les malades pauvres du dehors.

Art. 2. Les malades y recevront gratuitement soins et médicaments.

Art. 3. Ce service comprendra les consultations suivantes qui pourront se faire à des heures différentes :

Maladies générales internes.
Chirurgie générale.
Maladies des yeux.
Maladies de la bouche et des dents.

Maladies de la peau.

Maladies vénériennes.

Orthopédie.

Art. 4. Dans les villes possédant cinquante médecins et au-dessus, chacune de ces spécialités devra être remplie par un seul ; dans les villes possédant moins de cinquante médecins, un seul pourra être chargé de deux ou de plusieurs services réunis.

Art. 5. Les préfets sont chargés de s'entendre avec les maires et les administrateurs des hospices, pour la prompte exécution de la présente ordonnance.

Que le gouvernement entre dans cette voie, et les spécialités, de nuisibles qu'elles sont aujourd'hui, deviendront un bienfait social.

Nantes, le 28 décembre 1843.

MÉTHODE ABORTIVE.

DE L'APPLICATION DE LA MÉTHODE ABORTIVE AU TRAITEMENT DE TOUTES LES OPHTALMIES AIGUËS.

Rien de dangereux pour la science comme l'absence d'idées générales, servant à ramener à l'unité chacune des séries d'études qui forment, par leur réunion, l'ensemble des connaissances humaines. Diviser et différencier à l'infini, transformer les nuances en variétés importantes, les variétés en espèces, c'est nier les méthodes qui ont assuré, en les rendant plus rapides, les progrès de l'esprit humain.

Pourquoi la médecine, pénétrée de l'importance de l'unité dans ses études, ne s'efforcerait-elle pas de présenter des formules générales de traitement pour chacune des séries de maladies que ces études renferment?

Une formule, une seule suffit à représenter tous les problêmes du premier degré, une seule à représenter toutes les sections coniques, et nous pourrions, oubliant un si bel enseignement, nous laisser entraîner à prendre pour exemple et pour guide ces interminables divagations, dont les auteurs fractionnent et divisent à l'infini les maladies, sans les rattacher les unes aux autres, de manière à fournir aux praticiens des méthodes générales de traitement!

Le travail qu'on va lire a pour but d'expliquer d'abord comment la méthode abortive doit être employée dans toutes les ophtalmies aiguës, et quels sont les éléments thérapeutiques dont elle se compose. Après les données théoriques, nous prouverons nos assertions par des observations de piqûres, de brûlures, de contusions, d'ophtalmies simples, catharrales, gonorrhéiques, d'iritis simple syphilitique, etc., et notre donnée première se trouvera de la sorte établie par les faits, de manière à simplifier singulièrement le traitement et l'étude thérapeutique d'une série de maladies importantes.

L'on nomme habituellement méthode abortive en oculistique l'emploi du nitrate d'argent dans les ophtalmies catharrales et purulentes. Restreinte de la sorte à un cas particulier, cette médication ne se rattache que d'une manière incomplète aux grandes pensées thérapeutiques qui doivent diriger la conduite du praticien. Reportons-nous un instant au lit du malade. Pressé de revenir à la santé, ne demande-t-il pas à grands cris la guérison? et nous, pour répondre à sa confiance, n'avons-nous pas pour unique pensée d'enrayer la maladie si c'est possible, de la modérer, et de la diriger vers une issue favorable lorsque nous nepouvons mieux faire? Ce n'est pas sur le but, c'est uniquement sur les moyens que la science discute. L'avortement de la maladie, voilà donc le plus pressé; la méthode abortive ou avortive, car c'est tout un, voilà donc celle que nous devons employer au début de chaque affection, surtout dans les maladies oculaires qui attaquent le plus important et le plus précieux des organes de la vie intellectuelle et de relation.

Quelques instants de réflexion suffisent pour comprendre qu'un organe qui renferme dans un très-petit espace, muré en quelque sorte, par des parois osseuses, six muscles, leurs tendons et leur aponevrose commune, une glande spéciale, une muqueuse repliée sur elle-même, des cartilages, des follicules en grand nombre, plusieurs séreuses, des liquides, une membrane nerveuse et le tiers environ des nerfs encéphaliques, se trouve exposé par suite à des inflammations fréquentes, douloureuses et de longue durée; de là, dans les maladies qui attaquent le système oculaire plus encore que dans toutes les autres, le besoin de ne jamais perdre un instant pour faire évanouir le danger, de là, par suite l'importance d'une méthode abortive générale et s'appliquant à tous les cas, aux piqûres, blessures, brûlures, contusions de l'œil et à ses diverses inflammations aiguës non traumatiques.

Une fois bien posée dans notre esprit, cette question s'est trouvée résolue, et plus tard, la pratique est venue confirmer les prévisions de la théorie.

Toute méthode abortive appliquée aux affections diverses de l'œil, doit répondre, à notre sens, aux indications suivantes, qui sont au nombre de huit, au plus. Nous émettons cette assertion avec d'autant plus de confiance que des faits plus nombreux pourraient lui servir d'appui.

Voici ces indications :

1° Extraire, quand c'est possible, les corps étrangers, causes d'irritation ;

2° Supprimer, quand on peut le faire avec avantage, les parties altérées qui joueraient le rôle de corps étrangers, ou qui transmettraient aux autres leur état pathologique ;

3° Agir directement sur la partie malade pour empêcher le sang de s'y porter ;

4° Agir indirectement dans le même but ;

5° Rendre les nerfs moins bons conducteurs de la douleur ;

6° Rendre le cerveau moins sensible aux impressions douloureuses ;

7° Modifier avantageusement, quand c'est possible, l'état des parties malades par un traitement local ;

8° Recourir, quand la constitution l'exige, à un traitement général.

Un exemple va mettre en évidence et rendre palpable ce qui précède.

Guichard (Louis), de la Jallière, en Orvault, près Nantes, reçoit dans l'œil droit un coup de bois pointu à l'insertion du droit interne. La muqueuse et l'insertion du muscle sont déchirées, ainsi que la sclérotique et la choroïde, l'humeur vitrée est à nu ; j'applique alors immédiatement de la manière suivante la méthode abortive :

1° Il n'y a pas de corps étrangers à extraire;

2° J'excise les portions de muqueuses les plus contuses;

3° J'applique sur l'œil des compresses imbibées dans une solution astringente, et je recommande de les renouveler fréquemment;

4° J'applique sur le cou, pendant une demi-heure, une ventouse légèrement scarifiée, dans laquelle je fais un vide presque parfait et très-douloureux, que je rétablis à diverses reprises en donnant quelques coups de pompe. Je prescris aussi un lavement purgatif;

5° Je prescris, en frictions, sur la tempe et le front, une pommade camphrée et belladonée, contenant du calomel;

6° Je conseille, pour la nuit, une potion calmante;

7° Je cautérise l'humeur vitrée, pour coaguler sa surface et rendre son issue moins facile;

8° La constitution du malade ne réclame aucun autre traitement.

Le lendemain, le malade est mieux, malgré un énorme chemosis séro-sanguin qui s'est développé dans la nuit.

J'excise ce chemosis, je continue les applications astringentes, je donne un purgatif (le lavement n'ayant pas été pris ou n'ayant pas agi), je continue les frictions calmantes, je cautérise l'humeur vitrée.

Troisième jour, même traitement, pas de purgatif.

Quatrième jour, je remplace la cautérisation par l'introduction, entre les paupières, d'une pommade astringente.

Cinquième jour, applications astringentes externes, pommade astringente.

Sixième jour, pommade astringente le matin; le soir, pommade au camphre et à l'oxide rouge.

Septième, huitième, neuvième, dixième, quatorzième jour, même traitement.

Quinzième jour, guérison presque complète; il y a cependant un léger strabisme et diplopie.

Le malade continue simplement sa pommade du soir, au bout d'un mois il est entièrement bien.

Reprenons maintenant la série des prescriptions de la méthode abortive pour l'étudier en elle-même et discuter sa valeur thérapeutique.

L'extraction des corps étrangers va de droit dans la plupart des circonstances et fait souvent cesser l'affection qui en résulte.

L'une de mes voisines avale un os très-gros, qui lui reste dans l'œsophage, et tombe immédiatement dans un état d'angoisses inexprimable; je pousse cet os dans l'estomac, et la malade se trouve guérie.

L'un des enfants de la douane, blessé il y avait dix-huit mois, au tiers supérieur et externe de la cuisse, par un cul de bouteille, boîtait depuis cette époque. Je suppose qu'il est resté du verre dans la cuisse; j'attribue à un corps étranger la tumeur qui existe au lieu de l'ancienne blessure: je pratique une incision, et j'extrais un morceau de cul de bouteille épais d'un centimètre, long de quatre et large de trois.

Qui ne sait l'influence des vers chez certains individus et les troubles physiologiques que produit leur présence.

En oculistique plus encore qu'en médecine générale, il importe de s'assurer de la présence des corps étrangers dans les ophtalmies rebelles, chaque fois que cette présence peut être soupçonnée.

Tantôt, comme nous l'avons établi dans les annales d'oculistique (année 1843, page 14), ces corps produisent une inflammation dont rien ne peut triompher, et qui cède presque immédiatement à l'extraction de la cause d'rritation; tantôt ils produisent les accidents les plus bizarres des excroissances des polypes. Nous avons publié, dans la *Gazette Médicale* de Montpellier, l'observation curieuse d'un morceau d'épi de blé qui avait donné lieu à un polype de la paupière supérieure; cet épi dont rien n'avait fait soupçonner l'existence pendant une année, le malade croyant avoir été piqué par une guêpe, produisait une irritation continuelle, qui cessa aussitôt après son extraction.

Mon confrère et ami Duval, d'Argentan, m'a cité, à Nantes, le fait d'un ouvrier de Saint-Malo, atteint d'une ophtalmie ancienne, très-rebelle et très-douloureuse, produite par un petit morceau de bois, dont l'extraction facilita singulièrement la guérison. Les auteurs ont donné grand nombre d'exemples pareils; on peut consulter à ce sujet les annales d'oculistique et la revue que M. Cunier publie chaque année.

Deux cas très-difficiles se présentent très-fréquemment chez les ouvriers en fer. La pointe d'acier qui a pénétré dans le cornée ne peut être extraite ou s'est oxidée immédiatement. Dans les deux cas j'emploie habituellement des collyres acides, et la guérison se fait très-bien dans l'espace de 8 à 10 jours, sous l'influence de la réaction chimique. Quand le corps étranger n'est pas oxidé, souvent, pour faciliter sa décomposition, je le touche à l'extrémité libre avec un crayon pointu de nitrate d'argent; car, c'est un fait digne de remarque, que l'oxidation une fois commencée marche très-vîte, mais qu'elle est souvent lente à s'établir, surtout si l'on a affaire soit à de l'acier, soit à de la fonte.

Le sang et le pus pouvant être considérés fréquemment comme des corps étrangers, c'est alors une question de savoir si l'on doit leur donner issue ou laisser aux forces absorbantes de l'organe le soin de les faire disparaître; voici, sous ce double rapport, ce que l'expérience nous a enseigné.

Les coups violents sur l'œil décollent très-souvent l'iris de son ligament; de là, une hémorragie qui remplit la chambre antérieure et quelquefois les deux. Huit jours suffisent habituellement pour que le sang soit resorbé. Cependant, lorsque le cristallin vient à se ramollir, lorsque sa capsule subit la même modification pathologique, il faut, en général, un mois ou deux pour que le sang disparaisse entièrement. Dans les contusions les moins graves il est donc inutile de tourmenter un œil qui fuit la lumière, pour lui faire une ponction que sa position maladive peut rendre quelquefois difficile. Dans les contusions graves, il faut craindre l'action de l'air sur la capsule et le cristallin, action d'autant plus funeste, qu'elle durcit des parties qui tendent à se ramollir. Un autre motif s'oppose encore à cette opération, et celui-ci est le plus important : une fois la ponction faite, le cristallin se rapproche immédiatement de l'iris, de manière à presser sur cet organe et à devenir une cause d'inflammation. Prenons donc pour règle de laisser aux parties leurs rapports naturels, et ne faisons sortir le sang épanché dans l'œil que dans quelques cas tout-à-fait exceptionnels.

Il n'en n'est pas ainsi pour le pus : deux indications prescrivent parfois de l'évacuer. S'il est en quantité assez considérable pour remplir la partie inférieure de la chambre antérieure et se présenter au-dessus de la pupille, on peut lui ouvrir une issue, mais avec précaution, afin de ne pas introduire d'air dans la chambre antérieure. L'air est souvent nuisible, il faut donc éviter sa présence, quoique l'on ait beaucoup exagéré les inconvénients et les désordres qu'il peut occasioner. Si, au lieu de suivre cette méthode, on abandonne à la nature le soin de l'absorption, il se produit souvent un léger iritis du bord libre, qui entraîne l'immobilité de la pupille et presque l'atrésie. La ponction, quand on y recourt, doit être faite dans la jonction de la cornée à la sclérotique, sur le côté inférieur interne de la cornée ; elle est le plus souvent sans inconvénient, mais parfois aussi sans avantage marqué : elle ne donne de résultat bien positif que dans les accumulations de pus qui renferment des grumeaux durs et compacts, circonstance fréquente, à la suite des coups qui ont labouré la cornée. Se refuser alors à la pratiquer, c'est accepter des perforations, des leucomes consécutifs et la perte de la vision. Autant, lorsque le pus est liquide, il convient de faire une ponction étroite, autant il convient de débrider largement, si le pus a une autre nature.

2° Nous n'avons examiné, jusqu'à présent, que le pus qui se produit dans la chambre antérieure; mais nos règles deviennent plus précises lorsque la matière étrangère est fournie par la partie postérieure de l'iris ou par la capsule du cristallin : dans ces deux cas, l'on voit des douleurs atroces cesser aussitôt après la ponction.

Gudvé, de Lorient, infirmier de l'Hôtel-Dieu de Nantes, atteint d'un double iritis syphilitique, perd la vue; on le renvoie dans sa ville natale, d'où il me revient. Je pratique, à l'œil gauche, une pupille très-belle, mais derrière, je rencontre une capsule cataractée. Je la pique plus tard avec une aiguille, pour amener son ramollissement; malheureusement, elle devient aussitôt le siége d'une abondante suppuration, et des douleurs intolérables se font sentir au-dessus de l'oreille du côté gauche. C'est en vain que j'emploie les ventouses à la nuque et les frictions de toute espèce sur le front et la tempe, Gudvé perd le sommeil et l'appétit; je pratique alors une ponction comme moyen de débridement, et aussitôt les douleurs se dissipent, le sommeil et l'appétit reviennent. Il est donc très-important de distinguer le pus par rapport à sa nature et par rapport aux causes et aux organes qui l'ont produit. Si nous n'avons pas établi cette distinction pour les épanchements sanguins, c'est qu'elle est moins utile. Qu'espérer de l'œil d'une femme affectée d'iritis dans lequel on voit se produire des hémorragies menstruelles? Si cet œil est abandonné aux ressources de la nature, il est perdu; s'il est soumis à des ponctions, l'on détruit, momentanément au moins, un effet peu inquiétant produit par une cause très-grave, et l'on ne risque rien de plus. Du reste, cette question sort de notre sujet, les hémorragies menstruelles annonçant des iritis de vieille date.

EXCISION DES PARTIES ALTÉRÉES.

Lorsque la conjonctive est très-tuméfiée, il est de bonne pratique, surtout au début du mal, d'exciser, en tout ou partie, le bourrelet qui s'est produit; la saignée locale, suite de cette opération, la suppression d'une tumeur, qui est un corps étranger véritable entre les paupières, et que souvent les paupières ne peuvent contenir, la suppression d'un point d'irritation et de fluxion tout ensemble; voilà les motifs qui donnent à cette opération quelque valeur curative. Elle est impérieusement commandée chaque fois que le chemosis n'est pas le symptôme d'un trouble profond dans l'organe, après les déchirures, blessures et piqûres de l'œil; elle hâte la guérison après les contusions, c'est bien mieux encore, après les brûlures. Elle est généralement le meilleur préservatif contre l'ankilo-blépharron. Dans les conjonctivites simple, purulente ou gonorrhéique, ce n'est souvent qu'un moyen tardif quoiqu'avantageux encore, auquel on se trouve forcé de recourir par la négligence du malade, la mauvaise direction du traitement antérieur, et quelquefois, mais exceptionnellement, par la résistance du mal à la méthode la plus abortive.

Assez souvent, les gonflements de la conjonctive annoncent la présence d'un corps étranger, raison de plus, dans les ophtalmies rebelles, d'examiner l'œil avec le soin le plus minutieux en s'aidant d'une loupe.

Il est excessivement rare qu'un accident puisse prescrire au médecin l'excision d'une partie de la cornée seulement;

je n'ai jamais pratiqué cette opération, que pour des staphylômes syphilitiques ou traumatiques, le staphylôme scrofuleux réclamant, par sa nature, l'emploi d'une autre méthode de traitement.

Lorsqu'après un coup violent l'iris fait une ou plusieurs hernies à travers les déchirures de la cornée, nous trouvons qu'il est sage de pratiquer l'excision des lambeaux; on diminue, de cette manière, le champ de l'inflammation et par suite son intensité.

On peut être condamné à enlever la partie antérieure de l'œil, si la cornée, l'iris et la sclérotique ont été lacérés par un corps contondant ou gravement brûlés, soit par du fer rouge, soit par de la fonte. Ce remède extrême ne peut être employé que dans les cas où il serait impossible de rétablir la vision. Généralement, il réduit à quelques jours la guérison d'un mal qui pourrait occasioner de cruelles douleurs pendant plusieurs mois, quelquefois pendant plusieurs années. Cette excision est encore impérieusement prescrite par le staphylôme général de la cornée, dès qu'il s'accompagne d'ulcération et que l'iris menace de dégénérescence; nous avons vu cette opération donner, en quatre jours, une guérison par première intention, avec fermeture des paupières, et jamais, même dans les cas de granulations avec affection syphilitique de l'iris, il ne nous a fallu plus de six semaines pour que la guérison fût complète.

DE L'EMPLOI DES ASTRINGENTS.

Pour les yeux comme pour les autres parties, l'irrigation continue présente de grands inconvénients à côté de ses avantages; nous y avons renoncé depuis long-temps, et nous lui préférons des compresses imbibées d'un liquide légèrement astringent, que le malade renouvelle chaque fois qu'il ressent de la chaleur dans l'œil. Voici trois de nos formules actuelles :

1re	Alcool camphré	30	grammes.
	Alun	2	—
	Eau distillée	120	—
2e	Sulfate de cuivre	1 ½	—
	Alun	2	—
	Eau distillée	120	—
3e	Extrait de belladone	2	—
	Alun	2	—
	Eau distillée	120	—

Plusieurs fois nous avons eu recours à des mélanges réfrigérants ; mais nous avons trouvé qu'ils nécessitaient, pour être employés sans danger, la présence continuelle d'un homme de l'art. Malheur au malade qui, après des applications très-froides, se trouve abandonné aux soins d'une garde ordinaire ! Bientôt la plus violente réaction s'empare de la partie souffrante, et les accidents les plus inflammatoires peuvent succéder à une action sédative que l'on croyait parfaite.

L'emploi des astringents a cela de très-avantageux qu'ils resserrent les vaisseaux et refoulent la tendance inflammatoire aussi fortement que le pourraient faire les mélanges réfrigérants sans jamais occasioner les mêmes dangers. L'on peut en outre associer à l'action sédative du sulfate de cuivre ou de l'alun l'action antispasmodique du camphre, l'action narcotique de l'opium, l'action spéciale et peu définie de la belladone et de la jusquiame.

Dans les cinq premiers jours qui suivent les piqûres, les blessures et les contusions, l'emploi des compresses astringentes est suffisamment indiqué par le besoin de prévenir la conjonctivite, l'iritis et l'inflammation des autres parties internes de l'œil.

Après l'opération de la pupille artificielle, nous prescrivons ces compresses jusqu'à parfaite cicatrice de la cornée. Après l'opération de la cataracte, nous y recourons aussi chez les gens intelligents, chez les autres nous préférons nous servir de compresses trempées dans l'eau pure. Cependant, toutes ces applications trop prolongées sont dangereuses chez les sujets scrofuleux, et peuvent amener des accidents du côté de la cornée, quelquefois sa fonte purulente. Dans les brûlures et les ophtalmies inflammatoires simples, nos compresses astringentes produisent les meilleurs résultats. Hier, madame H..... nous appelle au début d'une ophtalmie aiguë et très-douloureuse, aujourd'hui elle est guérie.

Nous n'employons pas habituellement nos mélanges astringents purs, mais étendus de 10 à 12 fois leur poids d'eau. Nous y avons recours encore dans l'ophtalmie granuleuse, simple ou gonorrhéique, et dans l'ophtalmie rhumatismale ; quelquefois, ils nous ont donné, dans cette dernière affection, les résultats les plus remarquables. L'iritis aigu et les autres ophtalmies internes réclament aussi les lotions astringentes. En dernière analyse, l'œil s'en trouve bien chaque fois qu'il est tourmenté par une chaleur inflammatoire. L'ophtalmie scrofuleuse aiguë demande seule quelque prudence dans l'emploi de ce moyen qui est sans danger dans les autres affections précitées.

Ce n'est pas seulement en lotions extérieures, en fomentations incessantes que les astringents peuvent rendre de grands services ; l'emploi de pommades astringentes convient dans toutes les phlogoses de la conjonctive, ainsi que l'usage de collyres astringents. L'expérience nous a demontré que l'on devait répéter d'autant moins les astringents appliqués sur l'œil lui-même, qu'ils sont employés à dose plus élevée. Par suite, quand nous faisons usage de collyres, nous disons d'en mettre une goutte dans une cuillerée à bouche d'eau, et quand nous employons des pommades à l'alun, au sulfate de cuivre, au sulfate de zinc, nous en employons gros comme un grain d'avoine une fois par jour. Un fait sur lequel les praticiens n'ont pas assez insisté, c'est que les piqûres de l'œil donnent souvent naissance, ainsi que l'iritis, surtout l'iritis syphilitique, à une hydrophtalmie particulière, qui est accompagnée d'un état variqueux des procès ciliaires et même de la partie de la sclérotique qui joint la cornée. Nous avons reconnu qu'on pouvait prévenir souvent cette modification pathologique et la combattre avantageusement quand elle était développée par l'usage prolongé des astringents; qu'il est même possible, sous ce rapport, d'arriver à l'atrophie de l'œil, fait important, dont nous possédons plusieurs exemples; mais ce qui est réellement merveilleux, c'est la promptitude avec laquelle la lymphe épanchée à la suite de brûlures se resorbe sous l'action des astringents. Une jeune fille se brûle la cornée avec un fer à dresser, aussitôt elle devient borgne. Une demi-heure après l'accident, elle m'arrive conduite par sa parente, Mlle Constant (île Feydeau à Nantes, en face du bateau à laver). J'emploie immédiatement les astringents, à savoir : une pommade au sulfate de zinc, axonge 4 grammes, sulfate de zinc 1 gramme; au bout de quatre à cinq jours, elle est entièrement guérie.

L'emploi des astringents à haute dose, entre les paupières, demande une grande habitude pratique; ainsi nous avons vu des scrofuleux, chez lesquels on avait détruit la cornée par un usage exagéré du sulfate de cuivre. Nous savons un cas de cécité complète produite par de l'alun et du sulfate de cuivre employés pour cautériser une ophtalmie scrofuleuse vésiculeuse. En général, nous nous sommes bien trouvé des proportions suivantes :

Axonge	20 grammes.
Substance astringente	1 gramme.

Nous sommes loin de considérer la question des astringents comme suffisamment exposée, par ce qui précède; nous y reviendrons donc en son lieu. Mais ce qu'il nous importait pour le moment, c'était de signaler leur bon emploi dans les ophtalmies aiguës.

COMMENT EMPÊCHER LE SANG DE SE PORTER A LA PARTIE MALADE.

Nous avons reconnu qu'il fallait extraire les corps étrangers, supprimer les lambeaux de conjonctive lacérés et les chemosis. Les astringents nous ont offert une ressource nouvelle pour éviter l'inflammation, c'est-à-dire l'afflux du sang dans la partie malade, avec la chaleur et la douleur consécutives; mais tout cela ne saurait suffire dans un grand nombre de circonstances. Il est d'autres moyens non moins énergiques qui peuvent contribuer à faire avorter le mal; ce sont les saignées générales et dérivatives, et les autres dérivatifs, à savoir : les vésicatoires, les purgatifs et les irritants sur les membres inférieurs.

La saignée générale n'est guère bonne que dans l'ophtalmie simple et l'ophtalmie traumatique et qu'au début. Le moment opportun passé, c'est une modification inutile, parce qu'elle est peu propre à réagir sur un engorgement de capillaires; ce n'est que dans l'iritis qu'elle offre des ressources prolongées. Dans l'ophtalmie rhumatismale, elle guérit sans doute immédiatement, mais en prédisposant le malade à des rechutes. Dans l'ophtalmie vénérienne gonorrhéique, elle est plus nuisible qu'utile; on en peut dire autant de l'ophtalmie scrofuleuse et de l'ophtalmie psorique. La saignée générale doit donc être d'une application restreinte pour l'organe oculaire, et l'on conçoit qu'il en doive être ainsi, quand on considère que l'œil ne possède, à proprement parler, que des vaisseaux capillaires.

Un préjugé populaire défend de mettre des sangsues près des yeux, ce préjugé n'est pas sans fondement ; toujours une vérité se cache même à côté de ces graves erreurs que le bon public accepte si volontiers. Dans les ophtalmies scrofuleuses et chlorotiques, dans l'ophtalmie psorique, avec affection des glandes de Meibomius ; dans l'iritis, la choroïdite et l'amaurose inflammatoires, l'application des sangsues aux tempes a souvent produit une fluxion vers la tête, et par suite une réaction sur l'organe oculaire, dont une exacerbation ou un retour à l'inflammation aiguë a été la suite nécessaire. Alors le mal s'est aggravé; et pour peu que le praticien n'eût pas l'habitude de soigner les inflammations qu'il avait à combattre, la cécité devenait bientôt le partage de son pauvre malade. Qui ne comprend d'ailleurs l'irritation nerveuse produite par les sangsues et le retentissement que cette irritation doit avoir dans l'organe du corps, qui reçoit le plus de nerfs? Règle générale, dans les affections oculaires, il faut éviter les sangsues aux tempes, surtout pour les maladies des personnes lymphatiques, et leur emploi doit toujours concomiter avec celui d'applications irritantes aux jambes, soit, par exemple, de bains de pieds sinapisés.

Les ventouses, lorsqu'on les applique long-temps et d'une manière douloureuse pour le malade, nous paraissent bien préférables aux sangsues, même à la saignée générale, dans presque toutes les affections de l'œil. Elles ont l'avantage de fournir, à celui qui sait en faire usage, la quantité de sang qu'il désire de donner en quinze à trente minutes, un résultat général sur la masse du sang, et une irritation révulsive. Nous les appliquons habituellement sur le cou et sur les épaules. Nous désirons qu'elles aient un diamètre de plus de 5 à 6 centimètres, et nous employons la pompe à différents intervalles, pour produire dans leur intérieur un vide presque parfait; de cette manière, nous en obtenons très-fréquemment des résultats aussi instantanés qu'importants. Sous l'influence de ce remède énergique, les douleurs de tête cessent immédiatement, même celles qui sont dues à des iritis rebelles. Au moment où j'écris ces lignes, le nommé Leroi, domestique de M. Bertrand, à Nantes, vient encore de m'en fournir un exemple : il y a trois jours, il s'est enfoncé une épine dans l'œil gauche, et depuis la nuit dernière, il souffre cruellement, sans pouvoir ouvrir son œil; je lui applique une ventouse, les douleurs cessent, et l'œil que je n'avais pu explorer s'ouvre de lui-même. Le malade n'est pas guéri sans doute, mais je puis du moins reconnaître l'état de l'organe malade, et remplir toutes les indications fournies par l'exploration de son œil; ajoutons qu'une fois la ventouse employée, l'on voit persister assez long-temps la contusion produite par une violente aspiration; que le lieu, où elle a été appliquée, soit sèche, soit scarifiée, devient le siége d'une irritation révulsive; qu'ainsi son action produit successivement :

1° Une douleur très-forte sur le cou, qui est le lieu d'élection pour les maladies oculaires;

2° Une fluxion vers le point d'aspiration;

3° Une évacuation sanguine, à la demande du médecin, si la ventouse est scarifiée;

4° Une contusion, cause d'irritation prolongée et révulsive.

Il est une vésication, celle que l'on produit avec un morceau de coton imbibé d'un mélange de deux parties d'huile et d'une d'ammoniaque, qui donne quelques-uns des effets des ventouses, et que l'on pourrait à la rigueur employer soit sur le cou, soit derrière l'oreille, au début des inflammations de l'œil; mais nous préférons n'y recourir qu'à une autre période du mal, et surtout pour faciliter la résorption des épanchements qui se font dans l'œil. Cette vésication si énergique, si violente dans les douleurs qu'elle produit, si prompte à donner une phlyctène remplie de sérosité, doit être considérée comme l'un des remèdes les plus héroïques dans les douleurs sus-orbitaires et sus-auriculaires.

Les lavements et les purgatifs sont aussi un moyen de prévenir l'affluence du sang vers l'organe malade. Les lavements purgatifs sont préférables aux autres; il faut les employer, non-seulement pour faire aller le malade à la selle, mais encore pendant qu'il a le ventre libre, pour prévenir toute constipation. Chez les pauvres, nous recommandons habituellement

Eau 500 grammes
Gros miel } āā une cuillerée à bouche.
Sel commun }

Chez les personnes aisées, nous préférons formuler, d'une part, parce que le malade ne croirait pas qu'on attache assez d'importance au soin de son affection, si on lui prescrivait un remède vulgaire; de l'autre, parce qu'il nous paraît mieux d'employer le demi-lavement suivant :

Forte infusion faite avec 3 grammes de follicules de séné 500 grammes, à laquelle nous ajoutons 20 grammes de sulfate de magnésie.

Chez les jeunes gens, sujets soit aux érections, soit aux pertes nocturnes, nous faisons souvent suivre ce lavement d'une petite injection, ainsi composée :

Eau 60 grammes
Laudanum 10 gouttes
Camphre 2 décigrammes.

Ce moyen, insignifiant peut-être au premier abord, a cependant son importance, et nous a toujours réussi.

Quant aux purgatifs, nous agissons très-différemment chez les gens du peuple, chez les individus robustes et durs au mal, et chez les gens amollis par une civilisation raffinée.

Chez les premiers, nous donnons hardiment une forte infusion faite avec 5 grammes de follicules de séné, contenant en dissolution 30 grammes de sulfate de magnésie, ce qui leur procure cinq à six selles, ou bien encore les pilules suivantes :

Calomel	4	décigrammes
Rhubarbe	4	—
Jalap	2	—
Scammome / Aloës	ãã 1	—

Les résultats de la fluxion que ces purgatifs produisent vers le tube intestinal, et de la dérivation qui en est la suite, sont des plus remarquables. Dans les hautes classes de la société, c'est à peine si nous recourons à la moitié des doses ci-dessus, et souvent encore leur ingestion dans l'estomac n'est pas sans inconvénient.

Les pédiluves sinapisés ne nous ont jamais paru fort avantageux, à moins qu'ils ne fussent très-irritants ; pour les rendre profitables, nous faisons mettre au malade ses jarretières, comme dans une saignée de pied, les veines se gonflent, et nous faisons alors plonger les pieds dans de l'eau, aussi chaude que possible ; dès que les pieds y sont habitués, nous en faisons ajouter de plus chaude encore. Cette médication est extrêmement active, mais d'un effet peu durable.

L'on doit nécessairement tenir compte, dans l'emploi des purgatifs et des émissions sanguines, de la constitution médicale ; nous avons vu, à certaines époques, la conjonctivite inflammatoire céder, avec la plus grande facilité, sous l'influence d'un purgatif, tandis qu'elle était rebelle, quand on voulait se passer de ce moyen. Nous avons vu aussi, dans d'autres circonstances, la saignée générale produire les plus heureux résultats; mais si, pendant un temps, l'on a trop nié les influences climatériques et la constitution médicale, il est vrai d'ajouter qu'il y a aujourd'hui, dans un sens inverse, une tendance dont les praticiens doivent se défier.

RENDRE LES NERFS DE L'ŒIL MOINS BONS CONDUCTEURS DE LA DOULEUR.

L'élément nerveux prédominant dans la composition anatomique de l'œil, il importe, dans toutes les inflammations de cet organe, d'éviter les réactions générales et les douleurs violentes, qui peuvent dépendre de sa constitution; de là l'indispensable nécessité de recourir aux sédatifs et aux astringents conseillés plus haut; de là encore la justification des prescriptions qui vont suivre.

L'usage a consacré, dans beaucoup d'ophtalmies, l'emploi simultané des mercuriaux, des antispasmodiques et des narcotiques. Les antispasmodiques conviennent, en effet, très-bien dans quelques cas spéciaux; quant aux mercuriaux ou antiplastiques, rappelons-nous que nous avons dans l'œil une humeur vitrée, une humeur aqueuse, la membrane de descemets, l'iris, et cela seul suffira pour justifier leur emploi fréquent.

Voici quelques formules de pommades calmantes :

Axonge....................	30	grammes
Calomel....................	1	—
Camphre....................	1	—
Extrait d'opium............	2	—

Axonge....................	30	—
Calomel....................	1	—
Extrait de belladone sans fécule	5	—

Axonge........................ 30 grammes.
Camphre...................... 2 —
Extrait de belladone.......... 5 —

La médication, dont nous nous occupons actuellement, reposant sur l'emploi d'un petit nombre de médicaments, nous croyons devoir dire à ce sujet ce que l'expérience nous a enseigné.

Antispasmodiques. Le camphre est le seul qui nous ait paru réellement avantageux; cependant, lorsque le spasme est accompagné de douleur dans l'œil et de chaleur au front, des lotions avec un liquide camphré et alcoolisé, contenant de l'ammoniaque, sont réellement utiles. L'eau sédative de Raspail est peut-être, sous ce rapport, ce que l'on peut faire de mieux.

Lorsqu'il n'y a pas de chaleur au front, il est assez bon, tout en ayant recours aux antispasmodiques, de faciliter leur action par un médicament excitant, par de l'hydrochlorate d'ammoniaque ou du carbonate, que l'on formule ainsi :

Axonge........................ 30 grammes
Hydrochlorate d'ammoniaque... 6 —
Camphre...................... 2 —

Narcotiques. Il est très-rare que nous fassions faire sur le front, les tempes ou la tête, des frictions simplement antispasmodiques. La méthode abortive réclame nécessairement que l'on s'adresse à tous les moyens curateurs, que l'on s'efforce de ramener à l'état normal toutes les parties de l'œil, et surtout les parties nerveuses; il est donc essentiel d'allier l'opium, la jusquiame, la belladone, la vératrine le datura-stramonium, et les cyanures aux autres moyens.

L'opium convient dans les déchirures de la cornée et de la sclérotique, dans tous les cas où la pupille demande à n'être pas dilatée ; mais, par suite, il convient moins que la jusquiame et la belladone, chaque fois que l'iris est malade ; on l'applique en emplâtres sur le front et sur les tempes, ou bien on l'incorpore dans des pommades.

La jusquiame a moins de vertu que la belladone pour dilater la pupille, sans avoir cependant moins de vertu narcotique ; elle nous paraît moins convenir dans les plaies de l'œil, et surtout après l'opération de la cataracte.

La belladone est le narcotique oculaire par excellence, elle s'emploie aussi, soit en emplâtre, soit en pommade ; on peut l'introduire dans les collyres. Son extrait, sans fécule, est bien supérieur à l'autre, et doit être préféré.

La vératrine nous a donné des résultats incertains ; c'est un médicament à étudier.

Le datura-stramonium nous a toujours paru meilleur comme médicament général, que comme médicament local.

Nous avons employé autrefois l'acide prussique sans résultat positif, et surtout sans résultat régulier ; mais il n'en est pas ainsi des cyanures : celui de zinc est préférable, à notre sens, au cyanure de potassium, dont la décomposition est trop facile. Nous en faisons un usage journalier, surtout dans l'iritis. Nous avons à notre dispensaire un pot de pommade ainsi composée :

Cyanure de zinc......	2	grammes.
Axonge.............	20	—

Habituellement, nous n'employons pas cette pommade pure : tantôt nous la mêlons avec une pommade contenant de l'extrait de belladone, tantôt avec une pommade à l'oxide rouge ; tantôt nous faisons succéder son usage à une cautérisation avec la pierre, ou le nitrate d'argent en pommade ; tantôt nous l'employons pour moitié en friction, en concurrence avec le cyanure de mercure. Si ce moyen a complètement échoué entre nos mains, contre la névralgie oculaire, s'il ne nous a point donné dans la photophobie scrofuleuse des résultats aussi remarquables que ceux obtenus à Bruxelles par M. Cunier, les premiers qui aient été publiés à notre connaissance, nous devons cependant témoigner avantageusement des propriétés stupéfiantes de ce médicament, qui possède une puissance narcotique spéciale, parfaitement appropriée aux douleurs profondes de l'œil. Nous devons ajouter aussi que les expériences de M. Cunier nous ont conduit depuis peu à employer plus souvent ce médicament que par le passé.

C'est le hasard qui nous a fait préférer le cyanure de zinc. Mécontent du cyanure de potassium, nous avons démandé à notre pharmacien, s'il n'en aurait pas un autre à notre disposition. J'ai du cyanure de zinc et du cyanure de mercure, nous dit-il. Ce dernier nous étant déjà connu, nous demandâmes du cyanure de zinc, substance dont nous croyons aujourd'hui devoir préconiser l'usage.

Parmi les mercuriaux, le calomel et l'onguent mercuriel double sont ceux que nous préférons; il nous est souvent arrivé d'aiguiser leur action par 5 centigrammes de deutochlorure de mercure, sur 30 grammes d'axonge. Le protoiodure de mercure, à la dose de 1 gramme sur 30, donne aussi en pommade de bons effets. Le deutoiodure irrite trop rapidement la peau, pour que l'on puisse y recourir. L'oxide rouge, le turbith, le sulfate, etc., doivent être réservés pour d'autres emplois. Le cyanure peut être utilisé comme le deutochlorure; mais nous n'avons pas remarqué qu'il ait fait mieux, quoique nous l'ayons employé en frictions sur la tempe et le front, dans l'iritis syphilitique.

Quand on a recours aux frictions mercurielles camphrées et belladonées, il n'est pas mauvais d'opérer sur une grande surface. Si le cas est grave, nous n'hésitons pas à faire raser les cheveux et à frotter tout le côté malade ; de cette manière l'on obtient rapidement un résultat, si l'iritis n'est pas de vieille date.

RENDRE LE CERVEAU MOINS SENSIBLE AUX IMPRESSIONS DOULOUREUSES.

Nous avons toujours remarqué que l'opium et les autres narcotiques, pris à l'intérieur, étaient très-favorables au début des ophtalmies, et réussissaient beaucoup moins lorsque le mal n'avait pu être enrayé. C'est donc surtout au début que nous les utilisons : par exemple, après l'opération de la cataracte, c'est le soir même et le lendemain de l'opération que nous en faisons usage. — Habituellement, nous administrons 10 à 15 grammes de sirop d'opium, dans une tasse de tilleul. Quelquefois, si les douleurs sus-orbitaires ou sus-auriculaires sont très-vives, nous employons encore une infusion légère de datura-stramonium, faite avec

Eau.................... 150 grammes,
Datura-stramonium (feuilles) de 10, 15 à 20 centigrammes,
à laquelle nous ajoutons 10 grammes de sirop d'opium.

L'acide hydrocyanique nous a paru, pour l'intérieur comme pour l'extérieur, un médicament très-infidèle : tantôt son effet a été nul, tantôt, dans des circonstances complétement identiques, il nous a donné des résultats importants. Long-temps, nous avons voulu l'associer aux préparations opiacées, et cependant, en dernière analyse, nous avons fini par y renoncer, nous bornant à l'eau distillée de laurier-cerise, que nous ajoutons à une solution de sirop d'opium, chez les sujets les plus nerveux. Très-probablement, il faut expliquer l'action variée de l'acide hydrocyanique, par la diversité des pharmacies, et par la difficulté de le conserver. Mais qui oserait admettre dans sa pratique de tous les jours un médicament sur lequel on ne peut compter que dans des circonstances exceptionnelles?

MODIFIER LES PARTIES MALADES ELLES-MÊMES PAR UNE ACTION THÉRAPEUTIQUE.

Les agents principaux que nous employons dans ce but, sont l'azotate d'argent, le sulfate de cuivre, le sulfate de zinc, l'oxide rouge, le calomel, l'acétate et le carbonate de plomb.

Azotate d'argent. Nous l'employons sous trois formes; en crayons, le plus souvent coniques et très-pointus, que nous faisons couler dans un moule fait exprès; en pommades et en collyres. — Nous nous servons exclusivement du crayon dans la gonorrhée oculaire, pour toucher, quand c'est possible, les deux jonctions de la conjonctive palpébrale avec la conjonctive du globe de l'œil, pour cautériser les extrémités des ptérygions qui s'avancent vers la pupille, dans les ulcérations étroites et perforantes de la cornée, si souvent accompagnées de la plus intense photophobie. C'est encore, à notre sens, le meilleur moyen pour guérir promptement les ophtalmies pustuleuses et vésiculeuses, soit que les vésicules et pustules aient leur siége sur la conjonctive, soit qu'elles attaquent la cornée sur les bords ou dans les autres parties; mais il y a des moyens bien préférables dans les ulcérations plates de la cornée, dans les ulcérations miliaires, dans les ulcérations avec développement de vaisseaux variqueux. — En général, nous trouvons que la pierre est le remède par excellence pour arrêter les progrès du mal; mais son emploi trop réitéré sur la cornée, donne lieu à des leucomes indélébiles. Dans les ulcérations placées sur les bords de cette partie de l'œil, les cautérisations trop profondes atteignent quelquefois l'iris et produisent les inflammations les plus violentes. — Ce médicament est du reste d'autant plus héroïque, et présente d'autant plus de ressources que sa pointe est plus délicate et que la main est plus exercée à le manier avec légèreté. Après les brûlures par la poudre à canon, une cautérisation trop forte détermine le plus souvent une opacité. Parfois dans les abcès de la cornée, elle favorise l'écoulement du pus dans la chambre antérieure, en détruisant la membrane de descemets. Le chirurgien ne saurait donc apporter trop de précautions dans son emploi.

La pommade au nitrate d'argent, présente plus d'avantages, lorsqu'il s'agit de cautériser des ulcérations plates et peu profondes de la cornée. Nous l'employons exclusivement pour cautériser les conjonctives palpébrales dans l'ophtalmie purulente, chez les nouveaux-nés et chez les adultes. Chez les nouveaux-nés, il importe même de ne l'employer qu'avec modération, dans la crainte de désorganiser la cornée, accident qui a eu lieu plusieurs fois à Nantes, à notre connaissance, par suite de l'usage de pommades ou de collyres trop actifs.

Nous recommanderons encore les pommades au nitrate d'argent, à toutes les personnes qui n'ont pas une grande adresse, et qui ne font pas de l'oculistique une spécialité, dans beaucoup de circonstances où la pierre, dirigée par une main exercée, serait bien préférable, ainsi, dans les ulcérations perforeuses, dans les abcès, dans les pustules et vésicules de la cornée. Mieux vaut guérir moins vite et guérir sûrement que de s'exposer, en voulant imiter les maîtres de l'art, à cautériser de grandes surfaces, à détruire des parties malades, à produire des iritis ou des perforations, par suite d'un défaut d'habileté dans la main, bien excusable chez tous, et encore plus chez ceux qui n'emploient la pierre que tous les deux ou trois jours, quelquefois même moins souvent. — Parmi les pommades dont nous faisons usage, en voici une dont les praticiens, qui ne soignent qu'un nombre restreint de maladies oculaires, pourront se servir sans danger :

Azotate d'argent....	1	gramme
Axonge............	20	—
Huile............	5	—

En été, l'on remplace l'huile par 5 grammes d'axonge.

Nous employons fort peu les collyres d'argent, parce que nous trouvons que la pierre et les pommades donnent de bien meilleurs résultats, sans produire autant de douleur. — Chez les enfants, les collyres très-chargés d'azotate font souvent succéder des staphylômes à des ophtalmies purulentes; chez les adultes, ils guérissent moins vîte, même en produisant une plus vive douleur, parce que le contact du remède et de la partie malade est moins prolongé, bien que les autres parties soient violemment atteintes.

Remarquons que les pommades au nitrate doivent être employées à l'extrémité d'un tortillon de papier ou d'une tige d'argent; qu'il ne faut les introduire entre l'œil et la paupière, à la manière des collyres liquides, que lorsqu'il est impossible d'agir autrement.

Mais, nous dira-t-on, que pensez-vous de l'emploi du nitrate d'argent dissous dans l'eau et appliqué sur l'œil avec un pinceau? Je réponds que, de cette manière, il est mieux dirigé, mais que son action est souvent trop prompte quand la solution est très-concentrée, que c'est surtout par cette méthode que l'on conduit à la cécité bon nombre d'enfants, atteints d'ophtalmie purulente.

La thérapeutique du nitrate d'argent est bien facile à établir d'après les faits, mais il n'est pas aussi aisé d'expliquer sa manière d'agir, même en ayant recours à la physiologie des tissus sains et des tissus altérés. Ici, comme dans bien d'autres circonstances, nous pouvons constater le fait de la guérison, sans avoir à présenter, sur la manière dont elle s'est opérée, de démonstration satisfaisante.

Dans le ptérygion, sous l'influence du caustique, la pointe du mal est détruite, tandis que la base du triangle vasculaire se gorge de sang et devient plus facile à saisir avec des pinces et à exciser ensuite.

Dans l'ophtalmie purulente, les cautérisations arrêtent la production du tissu anormal, de manière à transformer une maladie des plus graves en une ophtalmie simple; mais si nous ajoutons que cette transformation a lieu par la destruction des prolapsus gonorrhéiques, ne rentrons-nous pas un peu dans les explications données par Molière, sur la cause des propriétés soporifiques de l'opium?

Il est naturel de penser que le nitrate d'argent agit de deux manières sur les pustules de la conjonctive; que, d'un côté, il les amoindrit, en diminuant, par son action astringente, la circulation des vaisseaux qui s'y rendent; que de l'autre, il en diminue encore le volume, en établissant un véritable cautère à leur sommet.

Si nous disons maintenant que, dans les ulcérations diverses de la cornée, le nitrate d'argent rétablit la tonicité des parties, qu'il facilite la production de cette lymphe, nécessaire à la cicatrisation des plaies, les esprits positifs ne nous accuseront-ils pas de chercher à les payer de mots?

Ce que nous avons observé maintes fois, c'est que le nitrate d'argent, dans les ulcérations perforantes, favorise singulièrement le rapprochement des parties. Aujourd'hui, la cornée est fracassée; demain, le trou produit est presque oblitéré; après-demain, il n'existe plus : bientôt il ne reste qu'un infondibulum plus ou moins considérable, selon la gravité primitive du mal; enfin, le jour arrive où la perforation est remplacée par un leucome. Sous l'influence de la pierre infernale, les premiers temps du travail de cicatrisation se font mieux et plus vite que sous l'influence de tout autre agent, ou seulement de la nature abandonnée à ses efforts.

Le sulfate de cuivre agit à la manière du nitrate d'argent, mais il est plus difficile à manier, parce que ses cautérisations sont plus profondes et pénètrent plus avant dans les tissus. Je croirais conduire les praticiens à des insuccès certains, en leur en conseillant l'usage. Une preuve à l'appui.

Mlle N. est atteinte d'ophtalmie vésiculeuse ; la muqueuse est très-enflammée, il y a photophobie, et cinq à six grosses vésicules entourent chaque cornée. Une cautérisation imprudente est faite sur les vésicules : l'une des cornées, fortement atteinte, est détruite et devient staphylomateuse ; l'autre guérit avec des leucomes qui, du reste, ne gênent en rien la vision. Le cas n'était pas des plus graves, et je crois qu'il eût guéri infailliblement, si l'on avait employé le nitrate d'argent.

Le sulfate de cuivre, se décomposant moins vite dans l'œil que le nitrate d'argent, nous nous en servons après ce dernier remède, lorsqu'il a produit le résultat désiré ; mais en ayant soin de n'en mettre, dans nos pommades et nos collyres secs, que des doses très-minimes. On en jugera par les formules suivantes :

Pommade : —	Sulfate de cuivre	1/2 grammes.
	Axonge	20 —
	Huile..........	5 —

Collyre sec : —	Sulfate de cuivre	5 à 10 décigrammes.
	Sucre.........	60 grammes.

A vrai dire, il y a long-temps que nous n'avons employé le sulfate de cuivre pur dans les collyres secs ; depuis quatre ans, nous lui avons associé, dix-neuf fois sur vingt, et peut-être plus souvent, le sulfate de morphine, de la manière suivante :

Sulfate de morphine.	2 décigrammes.
Sulfate de cuivre . . .	5 à 10 —
Sucre.	60 grammes.

Pour ce qui est des collyres liquides, nous mettons 2 grammes de sulfate de cuivre dans 100 grammes d'eau, et nous faisons baigner l'œil dans de l'eau fraîche, aiguisée de quelques gouttes de ce liquide. — Si nous employons le sulfate en fomentations astringentes, nous mettons une cuillerée à bouche du collyre, quelquefois deux à trois dans un demi-verre d'eau, et ce mélange nous sert à imbiber nos compresses. Nous n'attachons point la même importance qu'un grand nombre de praticiens, à l'emploi des collyres liquides : nous les regardons simplement comme le moyen de soumettre fréquemment l'œil à des lavages hygiéniques ; aussi les nôtres, d'après cette donnée, sont-ils très-légèrement astringents. C'est aux médicaments eux-mêmes employés purs, ou mêlés soit à de l'axonge, soit à du sucre, que nous demandons une modification active des tissus malades.

Au point de vue de la thérapeutique oculaire, l'alun ne nous a jamais paru autre chose qu'un diminutif du sulfate de cuivre. Trituré avec du blanc d'œufs et appliqué sur l'œil, au moyen d'étoupe ou de coton, il forme un collyre populaire qui ne s'emploie qu'à l'extérieur et que les praticiens dédaignent trop, eu égard à l'énergie de son action et à la facilité de son emploi. Nos lotions de l'œil les plus habituelles sont faites avec une ou deux gouttes du collyre suivant, dans une cuillerée d'eau ; nous les faisons répéter de dix à vingt fois le jour.

Sulfate de cuivre.	1/2 gramme.
Alun	2 grammes.
Eau distillée.	120 —

Le sulfate de zinc diffère essentiellement du sulfate de cuivre et de l'alun, par son action médicamenteuse, c'est un simple astringent dont les hautes doses seraient plutôt irritantes que caustiques. Nous l'employons souvent en pommade, en collyre sec et en collyre liquide.

Administré une fois le jour, par l'introduction entre les paupières de gros comme un grain d'avoine de pommade, il nous a donné de bons résultats dans les brûlures et dans les ophtalmies simples ; il nous sert souvent à terminer la cure des ophtalmies pustuleuses et vésiculeuses, et des ophtalmies purulentes, lorsque l'œil a été suffisamment modifié par l'emploi du nitrate d'argent.

Voici une formule de pommade que nous avons souvent expérimentée :

Axonge............	20	grammes.
Sulfate de zinc......	2	—

En collyre sec, il donne exactement les mêmes résultats ; mais l'expérience nous a montré qu'il est bon de tenir compte de la nature différente de l'excipient ; c'est d'après cette indication que nous formulons ainsi :

Sulfate de zinc......	1/2	gramme.
Sucre	20	—

Nos collyres liquides, au sulfate de zinc, ont le même usage et les mêmes doses de substance active que ceux qui précèdent.

Le sulfate de cadmium ne donne rien de plus que le sulfate de cuivre; aussi peut-on hausser les épaules de pitié, lorsqu'un consultant vous propose gravement de remplacer l'un par l'autre. Il m'est arrivé plusieurs fois de les essayer comparativement, et je n'ai jamais vu que le sulfate de cadmium eût quelque légère supériorité ; son seul avantage est donc d'être moins populaire et d'avoir, pour certains malades, ce *quid ignotum* qui flatte leur esprit. A ce dernier point de vue, son emploi peut être préconisé. Traitons scientifiquement les hommes positifs, mais soyons convaincus que les autres iront demander ses prétendus secrets au charlatanisme, si nous ne savons entourer nos remèdes de quelque prestige, si la médecine ne se présente pas à leurs yeux comme un sacerdoce qui ne dévoile ses mystères que dans le sanctuaire.

L'oxide rouge de mercure est l'un des médicaments qui rendent le plus de services dans la thérapeutique oculaire. En pommade à dose élevée, il convient dans les conjonctivites aiguës, et même dans l'iritis, surtout si l'on y ajoute, dans ce dernier cas, un peu d'extrait de belladone à dose minime; il favorise singulièrement la guérison des blépharrites, lorsqu'elles sont accompagnées d'inflammation des glandes de Meibomius; mais alors, il est très-convenable de l'associer au calomel et au carbonate de plomb. On associe encore avec avantage l'oxide rouge au sulfate de zinc, au camphre, au cyanure de zinc et à tous les médicaments usités en oculistique, son insolubilité et ses propriétés chimiques ne facilitant point les doubles décompositions, qui ont si souvent lieu pour d'autres substances. On peut encore administrer l'oxide rouge entre les paupières, sous la forme de poudre, en le triturant avec du sucre. Voici quelques formules qui ont pour elles la sanction de l'expérience :

Poudre pour les taches et les légers ulcères de la cornée.

Sucre.............. 20 grammes.
Oxide rouge......... 3 décigrammes.
Calomel............ 3 —

Pommade pour les conjonctivites violentes.

Axonge............. 60 grammes.
Oxide rouge......... 6 —
Sulfate de zinc....... 1 —

Pommade pour les blépharrites.

Axonge.............	15 grammes.
Oxide rouge..........	5 centigrammes.
Calomel.............	1 décigramme.
Carbonate de plomb...	3 décigrammes.

L'action de l'oxide rouge est difficile à expliquer physiologiquement, mais ses effets sont palpables. Pierre Tharé, tailleur de pierres, est atteint d'une ophtalmie intense, depuis douze heures. On lui introduit entre les paupières une pommade à l'oxide rouge ; la douleur augmente et devient vive ; le malade souffre beaucoup pendant près d'une heure, puis les douleurs se calment ; six heures plus tard il est mieux, et le lendemain une seconde application termine la cure.

Mieux vaudrait encore, pour notre satisfaction, savoir le pourquoi et le comment de la guérison qui précède. Mais le fait n'est-il pas beaucoup en lui-même? Savons-nous donc expliquer physiologiquement l'action du quinquina, l'action de l'émétique et celle du musc, employés dans des cas spéciaux? Le premier devoir du médecin n'est-il pas d'ailleurs de faire une bonne thérapeutique au lit du malade? Pour moi, je répugne singulièrement à présenter ici, comme doctrine, mes soupçons sur la manière d'agir de médicaments dont je connais le dosage et les effets, sans pouvoir expliquer cependant avec précision leur action sur l'économie. Les demi-démonstrations habituent trop à se payer de mots ; elles écartent la science du positivisme vers lequel elle doit tendre, par la facilité merveilleuse avec laquelle elles vont à notre paresse.

Le deutoiodure de mercure ne m'a point réussi dans les inflammations de l'œil ; je l'ai cependant employé à dose très-réduite : plusieurs fois il a augmenté le mal ; aussi je n'en fais plus usage.

Le deutochlorure ne m'a donné qu'exceptionnellement de bons résultats. Introduit dans l'œil, sous forme de pommade, il est trop irritant. Je l'ai essayé six fois le même jour, après avoir lu un article du journal de Médecine et de Chirurgie pratique, dans lequel il était préconisé; mais le lendemain, mes six malades étaient moins bien que la veille. Il peut servir en solution comme caustique, surtout si on l'emploie, soit avec un tortillon de papier, soit avec un pinceau véritable, pour toucher des ulcères et des points ramollis de la cornée.

Le protoiodure de mercure m'a paru, dans son action interne, inférieur au deutoiodure: c'est un médicament à étudier, comme médicament externe.

Le calomel insufflé, ou versé dans l'œil, produit beaucoup de douleur, sans grand résultat; il faut de toute nécessité l'envelopper de poussière de sucre ou d'axonge, et alors il devient peu actif. Cependant, il paraît avoir une action marquée dans les blépharrites glanduleuses.

L'iodure de plomb est beaucoup plus irritant qu'on ne le croirait d'un médicament aussi insoluble. Je l'ai employé dans l'ophtalmie scrofuleuse, dans les blépharrites, et j'y ai renoncé. L'acétate de plomb, à très-petite dose, et le carbonate, à dose plus élevée, voilà les seules préparations de plomb dont je me serve aujourd'hui pour produire une très-légère action astringente, et diminuer les sécrétions des glandes de Meibomius.

En résumé, il est souvent utile de changer une muqueuse qui suppure en une muqueuse enflammée, de détruire l'envahissement du tissu de la conjonctive par une production anormale, en supprimant ce qui est envahi déjà. L'on peut encore croire avantageux d'ajouter à une inflammation oculaire, lorsque l'écoulement de larmes, qui en sera la suite, sera suivi d'une rémission dans les symptômes. L'on peut enfin désirer la diminution de certaines sécrétions. A ces divers points de vue, les médicaments qui précèdent conviennent fréquemment. Aussi les employons-nous journellement dans notre pratique.

MODIFICATIONS A FAIRE SUBIR A L'ÉTAT GÉNÉRAL DU MALADE.

Il y aurait trop à dire sur les modifications que les diathèses scrofuleuse, psorique, syphilitique, rhumatismale, produisent dans les affections oculaires. Sans croire qu'on doive établir autant d'ophtalmies qu'il y a d'états particuliers de la constitution, nous trouvons que l'ophtalmie aiguë revet un caractère particulier chez les individus atteints d'un vice interne, et que, par suite, elle réclame alors un double traitement : l'un local, destiné à la maladie elle-même; l'autre général, s'adressant au coefficient de l'affection. Nous avons terminé, dans ce qui précède, ce qui concerne le traitement local. Quant à la thérapeutique réclamée par les diathèses, nous en avons fait un chapitre à part, qui paraîtra dans un second volume, afin de ne pas éloigner, par de longues considérations, les exemples destinés à confirmer ce qui précède.

OBSERVATIONS.

CONTUSION DE L'ŒIL.

Bernard, jardinier, au Petit-Carcouet, près les Folies-Chaillou, dans la banlieue de Nantes, reçoit un coup de branche sur l'œil; la chambre antérieure se remplit de sang, et il me vient trois jours après l'accident. — La vision est abolie, le sang épanché n'a pas été résorbé; de vives douleurs sus-orbitaires sont survenues, il y a chemosis dans la partie inférieure du globe de l'œil; le malade a perdu le sommeil.

1° Il n'y a pas de corps étrangers à extraire;

2° J'excise le chemosis;

3° Je prescris des fomentations astringentes souvent répétées;

4° J'applique sur le cou une ventouse, dans laquelle je fais un vide cruel, et je prescris un bain de pieds pour le soir;

5° Je prévois une mydriase, et je recommande de faire trois fois le jour des frictions mercurielles opiacées sur la tempe et sur le front du côté malade;

6° Le soir, sirop d'opium 12 grammes dans une tasse de tilleul;

7° Je ne vois aucun traitement local à faire;

8° La constitution est bonne et ne réclame aucun traitement général.

Le second jour les douleurs sont calmées, je continue les fomentations, je remplace la prescription n° 4 par une vésication ammoniacale, je supprime le sirop d'opium;

Le troisième jour, je purge le malade, et je commence l'introduction entre les paupières d'une pommade au sulfate de zinc.

Dans l'espace de dix jours j'applique deux ventouses sèches, quatre vésicatoires à l'ammoniaque, et la guérison est complète. Mais il y a une légère mydriase, pour laquelle j'ai recouru, depuis, à d'autres vésications.

Il y a eu chez Bernard, un iritis traumatique, bien facile à reconnaître après la résorption du sang épanché. Cet iritis a cédé sous l'influence du traitement ci-dessus.

AUTRE EXEMPLE DE CONTUSION.

Robigot, d'Indret, ajusteur, déjà borgne ou presque borgne, reçoit un coup dans l'œil gauche, et me vient le deuxième ou troisième jour de l'accident. La pupille est contractée; une ligne de pus se montre à la partie inférieure de la chambre antérieure. La vision est presqu'abolie : il y a des douleurs sus-orbitaires, de l'insomnie.

1° Pas de corps étranger à extraire;

2° Pas de chemosis à enlever;

3° Fomentations astringentes souvent répétées;

4° Ventouse scarifiée, dans laquelle je fais un vide très-cruel. — Purgation avec séné quatre grammes, et sulfate de magnésie, 20 grammes;

5° Frictions mercurielles belladonées du côté malade;

6°, 7° et 8° Rien de plus.

Deux autres applications de ventouses, quatre à cinq vésications avec l'ammoniaque. L'introduction dans l'œil, dont la conjonctive était enflammée, d'une pommade à l'oxide rouge, l'addition à deux reprises d'extrait de belladone dans cette pommade, voilà les moyens qui ont complété le traitement.

ACCIDENT PRODUIT PAR UNE CAPSULE FULMINANTE.

M. Jourdan, marchand de meubles, rue Contrescarpe, avait acheté au marché un lapin borgne qui avait servi à mes expérimentations. Armé d'un fusil d'enfant, il s'amusait, avec son fils, et menaçait l'animal de le rendre aveugle. Le coup part, mais la capsule vient frapper l'œil gauche du chasseur ; douze heures après l'accident, M. Jourdan me consultait. — Je trouve une grande chaleur locale, une vision pervertie, une prunelle rétrécie ; je dis à M. Jourdan de se résigner à une médication cruelle, pour éviter la perte de l'œil. — Je prescris simplement des compresses imbibées d'une solution astringente, et renouvelées de quart d'heure en quart d'heure. Le lendemain, troisième jour après l'accident, la vision est complètement abolie, l'iris a changé de couleur, dans la portion pupillaire, la pupille est très-rétrécie, le tiers de la chambre antérieure est rempli de pus, il ya chemosis, et la tête est le siége d'une violente hémicranie.

1° Pas de corps étranger à extraire ;

2° Le chemosis ne demande pas à être enlevé, il est séreux, on peut en espérer la résorption ;

3° Introduction dans l'œil d'une pommade astringente, ventouse scarifiée sur le cou, bain de pieds révulsif pour le soir, lavement purgatif ;

4° Frictions mercurielles belladonées et camphrées du côté malade ;

5° Potion opiacée ;

6° et 7° Rien de plus ;

La nuit est passable, l'état du malade n'a point empiré, le mal est stationnaire.

Vésication ammoniacale derrière l'oreille, purgatif actif, je continue les astringents, les frictions, le sirop d'opium.

Quatrième jour, mieux sensible, vésication nouvelle, je continue les astringents et les frictions.

Cinquième jour, le mieux continue, ventouse, astringents, frictions. — Sixième jour, purgatif, astringents, frictions. — Septième jour, le malade distingue un peu ses doigts, depuis lors, l'emploi réduit des astringents et des frictions, cinq à six vésications, deux emplâtres d'extrait de belladone sur l'œil ont beaucoup amélioré sa position. Le quinzième jour, il voyait, mais avec diplopie, au bout d'un mois, il lisait de l'œil blessé. MM. Kostrzewski et Watzeweski m'ayant demandé à suivre les diverses phases de ce traitement, ont visité avec moi M. Jourdan aux principales périodes de sa maladie.

BLESSURE AVEC DÉCHIRURE DE LA CONJONCTIVE ET DE LA SCLÉROTIQUE.

Nous avons déjà donné dans ce travail un exemple de cette espèce de blessure; en voici un autre : M. et Mme G.... se battaient, M. G.... poursuit sa femme, qui se voyant atteinte se retourne brusquement et lui porte dans l'œil droit un coup violent avec un bois présentant plusieurs pointes. Une douleur atroce, suivie d'un gonflement considérable de l'œil, et d'une assez forte hémorragie, succède aussitôt à ce coup. Le mari chancèle et tombe, on le met au lit ; j'arrive cinq heures après l'accident, je nettoie l'œil, et je trouve la paupière inférieure coupée près du point lacrymal, un gonflement de la muqueuse m'empêche de reconnaître l'état des parties, je l'excise, je trouve plusieurs lambeaux de muqueuse déchirés, je les excise aussi. L'humeur vitrée fait hernie en un point, je la cautérise. La cornée présente une déchirure, je la cautérise; ne pouvant arrêter l'hémorragie, je prescris à l'intérieur du sirop de ratanhia et sur l'œil des compresses astringentes.

Le soir, j'examine l'œil de nouveau, l'hémorragie continue, la vision est abolie, la pupille est très-dilatée, le gonflement a diminué, mais il y a de violentes douleurs sus-orbitaires; je continue le traitement abortif de la manière suivante :

Applications astringentes sur l'œil, compresses trempées

dans l'eau sédative de Raspail sur le front, ventouse sur le cou, cataplasmes sinapisés aux jambes, lavement purgatif.

Cautérisation nouvelle de quelques points.

L'hémorragie durant depuis huit à neuf heures, je fais mettre le malade dans son séant, et il se croise les bras sur la tête, ce qui la fait immédiatement cesser.

Depuis lors, j'ai cautérisé l'œil deux fois, j'ai appliqué trois vésications ammoniacales du côté malade, j'ai introduit dix à douze fois entre les paupières une pommade à l'oxide rouge, et M. G.... a conservé son œil. Il voit peu, sans avoir ni mydriase, ni amaurose complète; la paupière inférieure est coupée sans être renversée.

Un domestique de M. Bertrand-Fourment, reçoit un coup d'épine dans l'œil, et me vient trois jours après l'accident. La pupille est difforme et rétrécie, la cornée présente un petit ulcère, la conjonctive est injectée, il y a de la photophobie des douleurs sus-orbitaires, absence de vision.

1° Je constate que l'épine n'est point restée dans l'œil;

2° Il n'y a point de muqueuse à enlever;

3° Je prescris des fomentations astringentes;

4° J'applique sur le cou une ventouse scarifiée, et je prescris pour le soir un lavement purgatif;

5° Frictions mercurielles belladonées;

6° Point de calmants généraux;

7° Je cautérise l'ulcère produit par l'épine et j'introduis entre les paupières un mélange de pommade à l'oxide rouge et de pommade à l'extrait de belladone;

8° La constitution du malade est bonne.

La nuit est bonne. Le lendemain il y a du mieux, la pupille est dilatée, l'œil commence à voir, quoique les eaux de la chambre antérieure n'aient pas toute leur transparence.

Fomentations astringentes. —Vésicatoire ammoniacal derrière l'oreille. — Purgatif avec le séné et le sel d'epsum. —

Frictions comme la veille, nouvelle application de l'extrait de belladone pour modifier l'état de l'iris et prévenir les adhérences et les sécrétions anormales.

Le lendemain, le malade ne me vient pas; le quatrième jour du traitement qui était le septième de la maladie, la guérison des accidents traumatiques était presqu'entière. Le huitième jour du traitement elle s'est trouvée complète. Du quatrième au huitième je n'ai employé que les fomentations astrigentes et une seule friction mercurielle par jour.

BRULURES.

Un Breton, nomme Guermarch', employé dans les carrières du bas de la Fosse, est blessé par une explosion de mine, et vient, l'œil gauche très-tuméfié, réclamer mes soins. — Voici son état : l'accident date de près de trente-six heures, la conjonctive est boursoufflée et forme un bourrelet dans son passage inférieur de la paupière au globe de l'œil, la cornée est terne et présente quatre points noirs ; la photophobie est grande, la vision presqu'abolie, la partie externe des paupières criblée de poudre et affreusement tuméfiée. — Cet homme est pauvre, mal nourri, et fait pitié à voir. J'applique ainsi le traitement abortif :

1° J'enlève avec un couteau-crochet les quatre grains de poudre qui sont implantés dans la cornée, et je remplis immédiatement la septième indication en touchant chacune des plaies de la cornée très-délicatement avec le nitrate d'argent ;

2° J'excise le bourrelet formé par la conjonctive tuméfiée ;

3° Je prescris des cataplasmes arrosés d'eau blanche, puis j'introduis entre les paupières une pommade au sulfate de zinc, contenant environ 1/200 de substance active ;

4° J'applique une ventouse scarifiée sur le cou ;

5° Je recommande d'arroser les cataplasmes avec du laudanum pour produire un effet calmant ;

6° Potion calmante pour la nuit ;

7° Je donne au malade, qui est réellement anemique, un bon pour aller chercher de la viande, 2/3 veau, 1/3 bœuf, et je lui recommande de prendre deux bouillons avec un peu de pain dans la journée.

Le lendemain, mieux sensible, je continue les cataplasmes, la pommade au sulfate de zinc, je prescris un lavement avec du gros miel et du sel commun ; je touche les ulcères de la cornée avec une pommade au nitrate d'argent, je continue l'alimentation nutritive.

Deux ou trois autres cautérisations avec la pommade au nitrate et une pommade à l'oxide rouge, employée tous les jours entre les paupières, amènent, en quinze jours, une guérison avec des albugos que le traitement décrit dans le chapitre suivant a fait disparaître.

Nous avons longuement parlé, dans les annales d'oculistique, des contusions, piqûres, blessures et brûlures de l'œil ; nous y renvoyons nos lecteurs, les exemples qui précèdent suffisant à la démonstration de l'efficacité de la méthode abortive.

CONJONCTIVITE SIMPLE.

Mademoiselle N...., tailleuse, sur le Marais, à Nantes, se présente le mois dernier à notre consultation : la conjonctive oculaire est injectée, la conjonctive palpébrale l'est davantage; les yeux sont collés le matin et larmoient beaucoup. J'introduis trois jours de suite entre les paupières une pommade contenant de l'oxide rouge, du sulfate de zinc et du calomel ; le quatrième, la guérison est complète. Il n'existait point de pesanteurs de tête, la malade avait des pertes blanches, le temps était froid et humide; ces trois motifs éloignaient donc toute idée d'une saignée, médication sous l'influence de laquelle la conjonctivite simple peut disparaître subitement.

CONJONCTIVITE VÉSICULEUSE SIMPLE.

La fille d'un aubergiste du bas de la Fosse, à Nantes, jeune personne bien réglée et d'une bonne constitution, présente à l'œil gauche deux vésicules près le bord de la cornée, accompagnées d'une conjonctivite intense. — Trois jours de suite, je cautérise avec la pierre les vésicules. Les cinq jours suivants, j'introduis entre les paupières une pommade fortement chargée d'oxide rouge, et la malade se trouve guérie.

Il est souvent utile, dans ce cas, de faire baigner fréquemment l'œil avec un collyre astringent. Les pommades au sulfate de cuivre, à l'alun, au sulfate de zinc, donneraient aussi de bons résultats.

BLÉPHARRITE GLANDULEUSE LYMPHATIQUE.

Mademoiselle de C.... est prise subitement d'une pléphar-rite de cette nature ; elle est assez mal réglée, sa constitution est éminemment lymphatique. Les paupières sont œdémateuses et collées tous les matins par une abondante secrétion ; les yeux s'ouvrent à peine et supportent difficilement le jour.

Cataplasmes à peine tièdes, arrosés d'une solution astringente; application deux fois le jour entre les paupières de la pommade suivante :

Axonge	12	grammes.
Huile	3	—
Calomel	āā 3	décigrammes.
Carbonate de plomb		
Oxide rouge	5	centigrammes.
Sulfate de zinc	3	—

Je prescris à l'intérieur 40 pilules selon la formule qui suit, à prendre deux par jour, une le matin, une le soir.

Dose pour deux Pilules.

Protoiodure de fer................	1 décigramme.
Limaille de fer..................	ãã 5 centigrammes.
Safran..........................	
Magnésie.......................	
Cannelle.......................	
Extrait d'absinthe...............	1 décigramme.

Je crois devoir recommander aux praticiens cette formule dont on peut varier les doses et modifier la composition selon l'état du malade. Quoi qu'il en soit de cette question incidente, mademoiselle de C...., était guérie le cinquième jour, et cette guérison fort prompte était due, avant tout, à l'action astringente des cataplasmes, ainsi qu'à la modification imprimée par la pommade aux parties malades, modification dont l'essence nous échappe, mais dont l'effet est palpable. Il répugne à beaucoup de praticiens d'employer des moyens dont ils ne connaissent pas le mode d'action; mais cette répugnance n'est pas rationnelle. Qui donc nous dira pourquoi l'opium fait dormir, pourquoi le quinquina guérit les affections intermittentes, pourquoi l'arsenic peut lui être substitué dans quelques circonstances, etc., etc.?

OPHTALMIE LYMPHATIQUE.

Mademoiselle de L...., d'Angers, lymphatique, âgée de 11 ans, traitée pendant un mois et demi par les saignées et les dépuratifs, me vient le 1er janvier 1844. La paupière supérieure est tuméfiée, la pupille est recouverte par une ulcération blanche qui attaque profondément la cornée, de plus, il y a aussi de la photophobie sans qu'elle soit très-intense. Les douleurs sus-orbitaires font souffrir la malade, qui ne peut, dans aucune position, compter mes doigts.

Lotions astringentes ;

Frictions sur la tempe et le front avec une pommade contenant du cyanure de zinc et de l'extrait de belladone ;

Cautérisation très-légère du centre de l'ulcère avec un crayon pointu ;

Cautérisation des bords avec une pommade au nitrate d'argent. — Le soir, pommade à l'oxide rouge entre les paupières, exercice et promenade chaque fois que le temps le permettra.

Le lendemain, l'enfant voit à compter mes doigts.

J'emploie, pendant douze à quinze jours les frictions, cinq fois la pommade au nitrate d'argent, huit à dix fois la poudre aux sulfates dont il sera question dans le chapitre suivant, et qui efface passablement bien les albugos ; deux emplâtres avec l'extrait de belladone, sous l'influence desquels la pupille se dilate un peu, mais irrégulièrement ; une fois l'introduction entre les paupières d'un mélange d'extrait de belladone et de pommade à l'oxide rouge ; de plus, tous les soirs, une pommade avec le calomel, l'oxide rouge et le carbonate de plomb. Sous l'influence de ces moyens, au bout de trois semaines, mademoiselle de L.... voit à lire le petit texte du feuilleton de la *Gazette des Hôpitaux*. Je la renvoie dans sa famille en prescrivant des applications astringentes sur la paupière, qui est un peu gonflée ; deux applications par semaine de la poudre aux sulfates, la continuation de la pommade du soir, une alimentation substantielle, de l'air, de la lumière et de l'exercice.

Avant de passer outre, remarquons que les scrofules, et même la prédominance du tempérament lymphatique, donnent un caractère spécial assez tranché aux affections locales diverses, qui sont autant de manières d'être différentes de l'ophtalmie dite scrofuleuse. Ces affections locales sont :

La pustule de la cornée ;

Les abcès de la cornée ;

L'ulcération étroite et perforante de la cornée ;

L'ulcération plate de la cornée ;

L'ulcère de la cornée, avec développement des vaisseaux superficiels ;

L'ulcère de la cornée, avec développement de vaisseaux placés entre ses lames ;

Le ramollissement staphylômateux ;

Le ramollissement de la cornée dans la jonction avec la sclérotique ;

La production de vésicules ou de pustules sur la conjonctive scléroticale, mais dans le voisinage de la cornée ;

La production de vésicules ou de pustules sur les autres parties de la conjonctive oculaire ;

La blépharrite, avec ou sans œdème des paupières, mais avec secrétion abondante des glandes de Meibomius ;

L'affection de la membrane de Descemets ;

L'iritis.

Jusqu'à ce jour, selon nous, quelques ophtalmographes se sont beaucoup trop occupés des symptômes locaux de l'ophtalmie lymphatique : de là, de nombreux accidents particuliers élevés au rang de maladies ; de là encore, une infinie multiplicité dans les descriptions ; de là, ce qui est pis, une méthode peu philosophique dans l'étude du traitement. L'examen successif de chacun des symptômes de cette ophtalmie va nous venir en aide, et prouver, mieux que toutes les phrases du monde, et la généralité de la méthode abortive, et ses applications à toutes les variétés imaginables.

PUSTULES DE LA CORNÉE.

En 1843, mon honorable et habile confrère, Papeil, de Redon, m'adresse son fils, atteint depuis vingt-quatre heures d'une pustule de la cornée, située en face de la pupille. Les douleurs sont atroces, la photophobie intense : l'enfant, âgé de cinq ans, est beau, fort, mais blanc et lymphatique; il a été soumis par le père à un traitement interne très-approprié, et doit, aussitôt que possible, aller habiter un mois le bord de la mer. Le père, par une appréhension très-concevable dans sa position, n'a pas voulu cautériser lui-même son enfant, et me l'a envoyé, me chargeant de remplir l'indication locale du traitement.

Je cautérise l'enfant quatre à cinq jours de suite, et son état s'améliore à chaque fois d'une manière sensible; toutes mes cautérisations sont lègères et faites avec un crayon pointu et très-conique. Une fois l'enfant en bonne voie de guérison, sa mère l'emmène au bord de la mer, où il doit subir le traitement des albugos.

ABCÈS DE LA CORNÉE.

M. Galpain, géomètre, demeurait près de Blain dans un lieu humide. Un abcès de la cornée se manifeste, il y a suppuration externe; bientôt le pus se répand aussi dans la chambre antérieure, et la perforation est complète. Trente cautérisations, dont une dizaine avec la pierre, ont amené la guérison; j'ai joint à ce moyen des lavages fréquents avec une solution astringente, et pour traitement interne, l'usage du sirop antiscorbutique additionné d'iodure de potassium et de protoiodure de fer.

Je soigne en ce moment la petite Alphonsine Régnier, âgée

de quatre ans, chaussée de la Magdeleine, nº 44, chez laquelle un abcès semblable s'est manifesté il y a trois semaines. La perforation a été complète, mais trois cautérisations, et l'emploi pendant quinze jours d'une pommade à l'oxide rouge ont guéri le mal local. Comme médication générale, j'ai prescrit des promenades fréquentes, du soleil, une nourriture animalisée, l'iodure de potassium et l'iodure de fer dans du sirop antiscorbutique.

ULCÉRATION ÉTROITE ET PERFORANTE DE LA CORNÉE.

En 1839, le jeune Guéraut est pris subitement de cette affection. Les douleurs sont très-vives, la photophobie extrême. Deux cautérisations très-heureuses et un collyre astringent produisent en quelques jours une guérison complète.

ULCÉRATIONS PLATES DE LA CORNÉE.

Depuis sept années, mademoiselle B...., fille d'un notaire du Pallet, souffrait d'ophtalmies lymphatiques; quand elle me vint, il y avait des ulcérations plates, un staphylôme et des vaisseaux variqueux entre les lames de la cornée. Les ulcérations plates et le staphylôme ont cédé de suite aux cautérisations. J'ai cautérisé plus profondément pour les vaisseaux variqueux formant un pannus, avec ramollissement de la cornée à leur pointe; puis, j'ai employé consécutivement la poudre aux sulfates de cuivre et de morphine. Le traitement a produit une cure complète; il a duré environ cinquante jours.

Je viens d'employer inutilement le cyanure de zinc chez un enfant de St-Jacques, en me servant des doses indiquées par M. Cunier, et j'ai eu recours ensuite à une pommade au nitrate d'argent. Il y avait une photophobie très-grande et une ophtalmie vieille de deux ans. Le nitrate d'argent a donné une guérison en quinze jours; mais j'ai cru devoir ajouter au traitement local un traitement général.

L'ulcère de la cornée, avec développement des vaisseaux superficiels guérit très-bien sous l'influence de cautérisations. — Si ce sont des vaisseaux profonds qui sont développés, on peut faire comme chez mademoiselle B...., ou bien cautériser et exciser les vaisseaux qui alimentent la maladie. L'année dernière nous avons soigné avec succès chez M. D***, un cas de ce genre qui était des plus rebelles et lié à une ophtalmie datant de cinq à six ans.

Chez mademoiselle Hyrvoix, place Royale, à Nantes, j'ai attaqué, l'année dernière, une affection de ce dernier genre par les cautérisations, aidées seulement de lotions astringentes. La guérison a été prompte, mais il y a eu albugo consécutif, très-heureusement, il ne nuit pas à la vision.

J'ai guéri l'an dernier, en huit cautérisations, faites du reste avec le plus grand soin, un staphylôme lymphatique que présentait un enfant de sept à huit ans, demeurant à Nantes, chaussée de la Magdeleine. J'ai prescrit à la suite de la guérison un traitement général. J'ai toujours vu, du reste, les staphylômes de cette nature guérir aisément.

Nous passons de suite, pour éviter les longueurs et les redites aux affections scrofuleuses de la membrane de Descemets et de l'iris.

Les affections scrofuleuses de la membrane de Descemets ne ne sont pas extrêmement rares dans ma pratique; je les ai remarquées jusqu'à ce jour chez des filles qui avaient dépassé l'âge de puberté ou chez des femmesà l'époque critique, jamais chez l'homme. Elles sont toujours liées à une affection chlorotique, alors même que les malades ont le teint coloré; voici le dernier cas de ce genre que j'aie soigné :

Mademoiselle N., âgée de 17 ans, assez mal réglée, molle,

très-lymphatique, présentant plusieurs engorgements, très-paresseuse, d'une belle coloration, m'est venue trouver en novembre 1843; elle avait alors à l'œil droit une vésicule sur le bord de la cornée, et une disposition au ramollissement et à l'ulcération de tout le pourtour de cet organe. Derrière la cornée se trouvait un épanchement séro-purulent qui cachait la pupille.

Cautérisations avec le nitrate, puis, avec une pommade au nitrate d'argent, remplacée souvent par une pommade au sulfate de zinc; ferrugineux et toniques à l'intérieur. Au bout de 15 jours arrivent les menstrues, mais le sang coule peu. Six sangsues aux cuisses produisent un léger mieux; cependant pendant près d'un mois l'amélioration marche très-lentement. Au retour de la seconde époque, dix jours avant ce retour, je fais prendre l'iodure de fer, le safran et la cannelle; cinq jours avant, tous les jours, l'on applique aux jambes des ventouses; le soir, au moment de se mettre au lit, un cataplasme brûlant sur les parties. La menstruation revient et l'état général s'améliore. Je continue le régime, le traitement général, et j'ajoute l'iodure de potassium à l'intérieur, je me contente d'introduire dans l'œil une pommade astringente; toutefois, pour faciliter la résorption, j'applique quelques vésicatoires à l'ammoniaque, sur le cuir chevelu. La guérison est complète; mais elle ne l'était pas encore à la troisième menstruation : il restait à cette époque de nombreuses opacités derrière la cornée.

Les cas d'iritis scrofuleux sont assez rares dans ma pratique. Le dernier que j'aie observé s'est présenté chez une indigente : l'œil gauche était privé de vision, car il y avait chez cette femme, outre l'affection iridienne, un leucome indélébile. Un meilleur régime, des toniques et l'iodure de potassium à l'intérieur; à l'extérieur, des frictions avec le calomel, le cyanure de zinc et l'extrait de belladone, incorporés dans l'axonge, des ventouses sur le cou, quelques vésications sur le cuir chevelu, ont cependant amené la cessation de douleurs qui étaient très-cruelles; mais la cure n'a été que palliative : il existait une demi-atrésie avec immobilité pupillaire, et un leucome en face de la pupille, il a donc fallu pratiquer une pupille artificielle pour compléter la guérison. Cette opération a très-bien réussi.

Aujourd'hui l'œil droit est perdu. Il a été malade, guéri, malade, guéri, puis à une troisième rechute, cette pauvre indigente, m'a-t-on dit, a cru devoir s'adresser à des médecins sans diplôme. La maladie de l'œil droit a présenté des ulcères de la cornée et une affection du pourtour de la cornée pendant presque toute la durée de l'affection iridienne. Chez cette indigente, je me suis toujours très-bien trouvé du régime et des remèdes internes, questions graves que nous traiterons plus tard. Quant à l'atrésie pupillaire, nous l'avons combattue par l'introduction dans l'œil d'une pommade contenant de l'extrait de belladone. (Nous reviendrons à l'article iritis sur ce qui concerne l'iritis scrofuleux.)

OPHTALMIES CATARRALES.

Ces ophtalmies présentent plusieurs variétés : 1° l'ophtalmie catarrale simple; 2° l'ophtalmie catarrale purulente; 3° l'ophtalmie des nouveaux-nés; 4° l'ophtalmie granuleuse non vénérienne; 5° l'ophtalmie granuleuse vénérienne. Toutes guérissent mieux par la méthode abortive que par toute autre, et c'est pour ce groupe de conjonctivites aiguës, qu'a été employée de prime-abord, la médication que nous avons généralisée. Passons de suite aux études pratiques.

M. N., atteint pour la troisième fois de blénorragie oculaire, avait été soigné une première fois par Ricord, une deuxième par l'un de ses élèves. Dans les deux cas, les émissions sanguines générales et locales, les collyres au nitrate d'argent, avaient guéri le malade; mais il avait fallu chaque fois plus de vingt jours de traitement. La méthode abortive pure, placée en concurrence de celle suivie par l'un des grands maîtres de l'art, a donné de meilleurs résultats. — Le malade est vu à midi, applications astringentes sur l'œil affecté; à deux heures, le mal a singulièrement augmenté, la conjonctive forme un léger chemosis: cautérisation avec la pierre, à la jonction de la conjonctive oculaire à la conjonctive palpébrale, introduction entre les paupières de pommade au nitrate d'argent. — Le lendemain matin, pas de mieux, nouvelle introduction de pommade; à midi, l'état s'aggrave, nouvelle introduction de pommade; le soir, nouvelle cautérisation avec la pierre et cautérisations très-soignées de toutes les paupières avec la pommade, le malade se plaint beaucoup de ces deux opérations. — Le lendemain matin, plus de secrétion purulente, l'œil pleure beaucoup, le chemosis a disparu, il ne reste qu'une ophtalmie simple.

Je soigne en ce moment un jeune marin chez lequel le même traitement que ci-dessus n'a fait cesser la secrétion purulente que le cinquième jour de son emploi; il y a eu, malgré tout ce que j'ai pu faire, ulcération de la cornée, mais cependant la guérison complète du malade n'a pas exigé quinze jours.

Je n'ai jamais trouvé jusqu'à ce jour qu'à Nantes l'ophtalmie des nouveaux-nés fût rebelle. Je renverrai du reste mes lecteurs au VIIme volume des *Annales d'Oculistique*, p. 193; ils y trouveront de nombreuses observations des diverses variétés de l'ophtalmie granuleuse, telles qu'on les observe dans le département de la Loire-Inférieure.

OPHTALMIE RHUMATISMALE.

M. Lebon, négociant, place des Minimes, à Nantes, était atteint depuis plusieurs années d'une ophtalmie rhumatismale pour laquelle il avait eu inutilement recours aux soins de deux des médecins les plus habiles de Nantes, d'un confrère d'Angers et de quelques-unes de nos célébrités, lorsqu'il réclama mes conseils. Un amaigrissement considérable, une faiblesse toujours croissante, des récidives de plus en plus fréquentes et de plus en plus redoutables, rendaient cette affection sérieuse et même très-inquiétante pour l'avenir, bien que M. Lebon n'eût que trente ans.

Des frictions avec le calomel, le camphre et la belladone sur le front et les tempes, des applications froides et astringentes sur les yeux, des cautérisations quand il s'est présenté des ulcères, l'introduction entre les paupières de pommades astringentes ou légèrement caustiques, l'emploi lors des premières rechutes de médications générales toniques (les mêmes que chez les femmes chlorotiques), afin de remédier aux effets des nombreuses saignées conseillées par tous les médecins qui avaient soigné M. Lebon avant moi; voilà comment j'ai compris le traitement du malade en question. Cette méthode, tout abortive, a été justifiée par l'un des plus beaux succès que la médecine puisse obtenir : dès la première année, les rechutes ont diminué de gravité, en devenant moins fréquentes; et la seconde année, M. Lebon, atteint trois fois de son ophtalmie rhumatismale, n'a pas gardé en tout la maison pendant six jours; cependant il a subi à deux reprises les inondations de la Loire et les inconvénients de l'humidité froide, si graves pour tous, et sourtout pour les rhumatisés.

IRITIS.

Nous terminerons cette étude pratique de la méthode abortive par quelques cas d'iritis racontés le plus succinctement possible et par un fait de rétinite.

Chauvet, de Frossay, reçoit un coup d'épine dans l'œil

gauche, et devient borgne. Il est opéré de la cataracte; mais il se forme après l'opération une secrétion blanchâtre qui part du point blessé de la cornée arrive à la piqûre faite à l'iris et reparaît derrière la pupille, dont elle cache une partie. Un mois plus tard, malgré la tendance à l'iritis qui existe dans l'œil de Chauvet, ou plutôt à cause de cette tendance, je l'opère. Après avoir fait pénétrer un couteau dans la chambre antérieure en passant par la sclérotique, j'introduis des ciseaux, puis des pinces, et mon opération donne un résultat immédiat aussi complet que possible. — Le lendemain le malade était très-bien et partit.

Dans ce cas, la méthode abortive devait avoir pour application d'enlever le corps étranger qui produisait l'iritis. — Remarquons, en passant, que les vaisseaux sanguins sur les cataractes secondaires sont extrêmement rares : il s'en est présenté dans ce cas ci, et l'un d'eux était fort volumineux; mais ce vaisseau venait de la cornée, allait de la cornée à l'iris, traversait la cornée et l'iris dans les deux points piqués par l'épine, et suivait ensuite le bord inférieur de la cataracte secondaire. J'ai fait dessiner ce fait intéressant d'anatomie pathologique par M. Meuret, et je le possède dans ma collection.

IRITIS SYPHILITIQUE.

M. N., rue des Carmes, à Nantes, atteint d'iritis syphilitique trois à quatre mois après le coït impur, vient me trouver. Voici son état :

Pupille ovalaire dans le sens de la longueur, plus retrécite en haut qu'en bas.

Bord pupillaire cuivré en bas.

Surface iridienne changée de couleur dans tout le pourtour de l'iris, sur trois à quatre millimètres de large.

Pupille un peu trouble; chambre antérieure dans le même état.

Insomnies, douleurs sur-orbitaires et temporales.

Rougeur de l'œil affecté.

Le malade a pris une dose considérable de mercure.

Traitement.

Trois ventouses scarifiées sur le cou, des frictions mercurielles belladonées, des emplâtres d'extrait de belladone sur l'œil, des vésications amoniacales derrière l'oreille et sur le cuir chevelu; à l'intérieur des purgatifs au nombre de trois, et l'iodure de potassium associé au sirop de cuisinier. Voilà les moyens employés, ils ont amené en trois semaines une guérison complète.

RÉTINITE AIGUE.

Un manœuvre qui avait travaillé aux buvettes des courses et assisté aux courses en 1841, est pris de rétinite, il voit des points brillants, des lunes, des épées qui se croisent, et cependant il a les yeux fermés, parce qu'il ne peut supporter la lumière, par suite d'une photophobie assez intense. — Dans l'obscurité il distingue des objets que je ne vois que très-imparfaitement, mais un drap blanc le gêne et lui fait grand mal; il y a de plus, de vives douleurs de tête et une insomnie persistante. Voici le traitement :

Introduction dans l'œil pendant trois jours d'extrait de belladone mitigé et potion opiniâcée, applications astringentes sur l'œil.

Ventouses scarifiées sur le cou.

Lavements purgatifs ou plus tôt irritants, pédiluves chauds contenant des cendres.

Le quatrième jour la guérison était faite, le huitième elle était complète, le malade vaquait à ses travaux.

CONCLUSIONS.

Les hommes de pratiqne auxquels s'adresse exclusivement notre travail, nous pardonneront, nous l'espérons du moins, les incorrections de notre style en faveur du motif qui nous a fait écrire. Ce n'est pas dans le cabinet qu'il convient de juger la méthode abortive. L'on a fait assez d'ouvrages d'enseignement ophtalmologique pour ceux qui étudient l'art de guérir, et nous avons eu pour but de nous adresser de prime abord à ceux qui guérissent. C'est donc dans l'application même que nous demandons a être apprécié.

A ceux qui se plaignent des divisions et subdivisions infinies de certains livres, nous dirons : la méthode abortive est générale pour toutes les ophtalmies aiguës, de quelques nature qu'elles soient.

A ceux de nos amis qui nous ont reproché d'abolir le diagnostic, ou de paraître chercher à l'annihiler, nous répondrons : que la plupart des praticiens ne sont pas assez habiles en oculistique pour distinguer l'iritis scrophuleux de la kératrite scrophuleuse avec ulcères, l'affection de la membrane, de descemet de certains albugo, quelques iritis des ulcères de la partie postérieure de la cornée, etc., etc., et qu'il est bon, par suite, de leur donner une méthode qui leur soit un guide sûr dans toutes les circonstances.

Quant à la question de philosophie médicale, dont on pourrait nous accuser de faire bon marché, notre réponse est prête, et la voici :

L'unité de l'être humain, malgré la multiplicité de ses organes, doit faire considérer la plupart des maladies comme des affections générales qui peuvent, du reste, se localiser selon les circonstances susceptibles de modifier notre organisme. Ces circonstances sont nos habitudes, la constitution médicale régnante, et surtout en occulistique, les cinq grandes diathèses qui préoccupent si souvent la thérapeutique, à savoir : les scrophules, la chlorose, la psore, la syphilis et le rhumatisme.

Si dans la médecine générale il convient d'en appeler aux crises et de considérer la maladie comme une souffrance qu'il faut le plus souvent diriger vers une issue favorable, sans trop la heurter de front, s'il est encore très-convenable, soit en théorie, soit en pratique, de s'attacher autant au fait général qu'au fait local, ce qui a lieu chaque jour, quand on administre le sulfate de quinine de prime abord, dans la pneumonie intermittente, le fer dans l'aménorrhée chlorotique, l'ipécacuanha au début de certaines dyssenteries ; convenons cependant, que dans les ophtalmies aiguës, qu'elles soient simples et purement locales ou dépendantes, soit d'une diathèse, soit de la constitution médicale, les règles générales de l'art de guérir doivent se modifier en raison de l'importance de l'organe et de sa struture particulière.

Nous n'avons garde de nier les influences qui constituent l'ophtalmie catharrale, l'ophtalmie égyptienne, l'ophtalmie scrophuleuse, l'ophtalmie des nouveaux nés, etc., etc. ; mais nous croyons qu'en oculistique le médecin doit suivre une thérapeutique éminemment active et abortive, qu'il faut éviter, presqu'à tout prix, que l'œil soit long-temps le siége d'une inflammation, quelque régulière qu'elle put être dans sa marche, si on l'abandonnait à elle-même.

Nous avons fait de la méthode abortive l'épreuve la plus concluante ; nous avons confié un jour notre clinique à notre aide et ami, M. Kostrzewski, et ce médecin, alors notre élève, a obtenu, en suivant la marche tracée dans ce mémoire, des succès immédiats et très-importants dans les affections aiguës les plus graves. Nous engageons donc hardiment nos confrères à s'en servir, bien sûrs qu'elle ne leur fera jamais faute.

DU TRAITEMENT

À EMPLOYER

POUR GUÉRIR LES TACHES DE LA CORNÉE.

Le leucome et l'albugo sont deux maladies ou plus tôt deux états pathologiques très-communs dans les pays où règne la constitution lymphatique, chez les ouvriers tailleurs de pierres, chez les burineurs et dans les campagnes, lorsque les champs sont séparés par des haies épineuses. Le traitement que nous leur opposons est presque empyrique; si nous avions été tenté, comme Malgaigne, de les enlever avec le bistouri, ce que le peuple réclame sans cesse, nous en eussions été détourné par l'exemple de cinq ou six marins opérés de cette manière à Bordeaux, qui ont maintenant des yeux à facettes et voient les objets confus et multiples. L'étude de Lallemand, de Montpellier, sur l'emploi du nitrate d'argent en pareille circonstance, voilà ce qui nous a conduit à nous servir du sulfate de cuivre, que des tâtonnements successifs nous ont appris à manier utilement. Nous avons essayé le traitement que nous préconisons en concurrence avec tous les traitements usuels, et constamment il nous a donné un meilleur résultat. Ces expériences ont été faites à notre consultation d'abord, lorsque nous ne l'avions pas encore transformée en un dispensaire, et depuis cette réforme, elles ont été répétées nombre de fois; aussi recommandons-nous avec confiance aux praticiens, une méthode qui nous a toujours donné de bons résultats. On jugera, du reste, de sa valeur par les faits qui suivent.

1re *observation.*

La bonne de M. de Céran, soignée infructueusement de-

puis deux ans pour une tache de la cornée, présentait lorsqu'elle nous vint, l'état suivant à l'œil gauche : injection vasculaire de la conjonctive dans toute la surface de la cornée, ramollissement d'un point de cet organe qui forme un léger staphylôme, abolition de la vision, blépharrite intense.

Après avoir employé successivement le nitrate d'argent en pommade, puis l'oxide rouge et le sulfate de zinc, nous parvînmes en quinze jours environ, à n'avoir plus à combattre que le défaut de transparence de la cornée, la bonne constitution de la malade ayant facilité sa guérison. Nous eûmes alors recours à une poudre, au calomel et à l'oxide rouge, dont la formule viendra plus tard, mais elle donna peu de résultats, et nous employâmes aussitôt une autre poudre aux sulfates de cuivre et de morphine. — Pendant quinze jours l'amélioration fut très-sensible, mais bientôt elle s'arrêta ; nous eûmes alors recours à une poudre contenant de l'iodure de potassium, pendant deux jours, puis nous revînmes à l'emploi de la poudre au sulfate de cuivre, qui a été continué pendant deux mois. Aujourd'hui cette bonne a encore un leucome, mais elle voit parfaitement à se conduire de son œil. J'ai su d'elle que pendant deux années elle avait inutilement employé poudres et collyres de toute espèce.

Voici les trois formules des poudres indiquées ci-dessus :

Sulfate de morphine	2	décigrammes.
Oxide rouge......	10	—
Calomel..........	10	—
Sucre............	60	grammes.

Sulfate de cuivre...	6	décigrammes.
Sulfate de morphine	2	—
Sucre............	60	grammes.

Iodure de potassium	1	—
Sucre............	60	—

2me *observation.*

La femme Moulin, rue Copernic, 7, à Nantes, âgée de quarante-quatre ans, borgne depuis quarante ans, par suite d'une tache de la cornée, que l'on pourrait appeler leucoma ou albugo, selon les portions examinées, ayant subi de nombreux et longs traitements à Nantes et dans plusieurs autres villes, me vint trouver l'année dernière (1841). Pendant un mois je lui ai introduit chaque jour entre les paupières, la poudre aux sulfates de cuivre et de morphine, une fois par jour, et l'amélioration a été suffisante pour lui permettre de voir à se conduire et même à faire les ouvrages peu appliquants.

3me *observation.*

Léonide Le Blaye, âgée de seize ans, rue et cour du Roi-Baco, quartier de l'Ermitage, à Nantes, aveugle par suite d'albugos produits par une ophtalmie lymphatique complètement négligée pendant deux ans, d'une bonne constitution, me vint trouver à la fin de 1840. Les yeux étaient sains et permettaient un traitement immédiat.

Après avoir employé l'huile de foie de morue et l'iodure de potassium pendant deux à trois mois, j'eus recours au sous-carbonate de soude, qui ne put être supporté, mais qui modifia l'affection de la cornée. Le calomel en poudre et la pommade ci-dessus au calomel et à l'oxide rouge n'ayant donné aucun résultat, j'employai les sulfates de cuivre et de morphine; j'élevai même la dose du sulfate de cuivre. Trois mois de ce traitement permirent à cette jeune personne de voir à lire et à écrire; elle peut coudre aujourd'hui. A peu près tous les quinze jours j'ai remplacé, mais pendant un à deux jours seulement, les sulfates par l'iodure de potassium en poudre uni à du sucre.

4me observation.

A la fin de 1839, Mme Constant, île Feydeau, à Nantes, quai Duguay-Trouin, m'amena sa fille âgée de dix-huit ans, petite et lymphatique, à laquelle des traitements divers n'avaient pu rendre la vue. Cette jeune personne ne pouvait se conduire seule. Je remarquai, en l'examinant à la loupe, que chez elle la cornée était recouverte d'un nombre infini de petits albugos régulièrement disposés, et ressemblant aux trous d'un passe-bouillon. Je conseillai dix à vingt lotions par jour, avec trois gouttes du collyre suivant, dans une cuillère pleine d'eau :

Sulfate de cuivre...	1/2	gramme.
Sulfate de morphine	1	décigramme.
Alum	1	gramme.
Eau distillée	100	—

Et j'employai une fois par jour la poudre aux sulfates de cuivre et de morphine. Cette jeune personne ne porte plus aujourd'hui une seule trace de son affection.

5me observation.

Mlle N., fille d'un artiste très-recommandable à Nantes, rue Jean-Jacques, et depuis Fosse, 14, a présenté exactement la même affection que Mlle Constant. Le traitement a été le même, mais la maladie s'étant compliquée à l'un des yeux d'une affection de la partie iridienne de la membrane de descemet, la guérison a été beaucoup plus lente.

6me et 7me observation.

La Bonneau, rue Saint-Léonard, 22, presque aveugle depuis douze à quatorze ans, me vint trouver à la fin de 1839. Feu Darbefeuille, médecin habile et très-recommandable,

M. Vital-Duval père et plusieurs autres occulistes ambulants n'avaient pu lui procurer aucune amélioration. Je l'ai soignée trois mois; pendant le premier mois nous avons employé assez inutilement une pommade à l'iodure de potassium, et une poudre avec la même substance; mais le résultat produit par notre poudre aux sulfates a été immédiat.

Cette femme nous a amené son fils, jeune ouvrier serrurier, portant aux deux yeux des cicatrices d'ophtalmie lymphatique. Nous ne l'avons pas complétement guéri, mais il y a eu une énorme amélioration.

8me *observation.*

Nous avons obtenu une guérison complète chez la fille d'un cordonnier de la Sécherie, par les moyens ci-dessus. L'un de nos confrères avait employé avant nous, et sans succès, l'huile de foie de morue et le calomel. Cette jeune fille voyait à peine à se conduire : le traitement a duré quatre à cinq mois.

9me *observation.*

M. le D. Benoist, député démissionnaire, après avoir fait soigner son fils par l'un de ses anciens condisciples de l'École-de-Médecine, nous l'amena l'année dernière. Cet enfant, âgé de sept ans environ, était borgne de l'œil droit; il distinguait encore la main, mais il ne pouvait pas lire et ne pouvait compter les doigts qu'on lui présentait.

L'état de la cornée nous détermina à employer successivement le nitrate d'argent et l'iodure rouge. Quant nous n'eûmes plus à combattre qu'un albugo sans complication aucune de blépharrite et de ramollissement de la cornée, nous employâmes les poudres aux sulfates de cuivre et de morphine, en ayant soin à chaque arrêt dans les progrès du mieux, d'employer pendant un jour ou deux l'iodure de potassium. Cet enfant voit aujourd'hui à écrire de l'œil malade, et le traitement a duré trois mois.

10me *observation.*

Mme Chevreul, femme d'un marchand de vins, sur le Marais, à Nantes, avait subi divers traitements pour une affection grave dans la sclérotique, compliquée de perforation de la cornée à l'œil gauche. Lorsqu'elle me vint, je trouvai l'état suivant : conjonctivite intense, disposition et tendance au staphylome par suite d'un ramollissement de la sclérotique, abolition presque complète de la vision, cornée cicatrisée, mais opaque dans une grande étendue, constitution lymphatique, séjour habituel sur le bord d'une rivière marécageuse et dans un magasin aussi humide qu'une cave, ce qui expliquait la maladie.

L'huile de foie de morue, l'iodure de potassium et plusieurs autres médicaments tant internes qu'externes ayant échoué pour la guérison de l'opacité de la cornée (les cautérisations ayant guéri la sclérotique), nous eûmes recours à notre poudre, dont la dose d'activité fut graduellement augmentée. Aujourd'hui cette dame voit à lire : le traitement n'a pas duré moins d'un mois et demi.

11me *observation.*

Nous venons d'obtenir un très-bon résultat chez Mlle Guignard-Kerouar, par le même moyen, lorsque les médicaments usuels n'agissaient plus.

Nous pourrions facilement ajouter cinquante autres observations du même genre à celles qui précèdent : voici du reste les conclusions qui ressortent de l'ensemble de notre pratique. Le sous-carbonate de soude paraît au premier abord le meilleur de tous les médicaments à employer dans le traitement des taches de la cornée, mais son emploi est extrêmement douloureux, et il faut en cesser l'usage chaque fois qu'il y a dans l'œil conjonctive ou ulcération de la cornée.

L'huile de foie de morue est un médicament impuissant, quoique douloureux lorsqu'on l'introduit entre les paupières.

Le laudanum doit être abandonné aux médecins qui n'ont pas voulu suivre les progrès de l'occulistique, soit en étudiant eux-mêmes, soit en se laissant guider par ceux qui étudient. C'est encore cependant, le médicament le plus employé contre les taches de la cornée, dans plusieurs contrées, et surtout dans l'ouest de la France.

Le nitrate d'argent est le remède héroïque, chaque fois qu'il faut guérir une kératite; mais il a l'inconvénient, si l'on cautérise fortement, de laisser des taches indélébiles, ou au moins de contribuer à les rendre plus difficile à modifier. Il est donc mieux généralement, de l'employer en pommade, soit que l'on veuille introduire la pommade entre les paupières, soit que l'on veuille cautériser directement, parce qu'alors l'on obtient sans peine les cautérisations les plus superficielles.

En poudre, le nitrate d'argent serait un assez bon remède contre l'albugo, si la lumière ne le décomposait. Cependant son action est bien différente de celle du sulfate de cuivre.

L'iodure de fer, l'iodure de zinc, l'iodure de soufre et l'iodure de potassium, peuvent être employés contre les taches de la cornée. Le dernier de ces médicaments est bien supérieur aux autres; mais il produit d'assez grandes douleurs, soit en pommade, soit en poudre, et n'agit pas aussi efficacement que le sulfate de cuivre. Comme les sous-carbonates de potasse et de soude, il ne doit pas être employé lorsque la cornée est ulcérée, ou lorsqu'il y a conjonctivite. Lorsqu'il a cessé d'agir, on peut recourir avec avantage à notre poudre au sulfate de cuivre; mais l'inverse a aussi lieu. Cependant, il y a une observation importante à faire : c'est que les deux traitements que l'on pourrait formuler ainsi, donnent des résultats bien différents et tout-à-fait à l'avantage de la seconde formule.

Premier traitement.

Iodure de potassium, dix à quinze jours ;
Sulfate de cuivre et de morphine, deux jours ;
Iodure de potassium, dix à quinze jours ;
Sulfate de cuivre et de morphine, deux jours ;
et ainsi à continuer.

Deuxième traitement.

Sulfate de cuivre et de morphine, dix à quinze jours ;
Iodure de potassium, un à deux jours ;
et ainsi à continuer.

Le calomel en pommade est inerte dans les pertes de transparence de la cornée.

Le calomel pur en poudre est extrêmement douloureux quand il y a un peu d'inflammation. Il faut donc le mêler à du sucre, alors il agit beaucoup moins que notre poudre.

Nous en avons obtenu de très-bons résultats en y ajoutant une petite dose d'oxide rouge, substance que nous avons employée inutilement contre les taches de la cornée, dans cette proportion et sous cette forme :

Axonge, cinq parties.
Oxide rouge, une partie.

Nous avons aussi étudié le cyanure ferruré de potasse, le cyanure de fer, les sels ammoniacaux, l'arsénic et quelques autres médicaments ; mais ce n'est pas ici le lieu de parler des résultats obtenus, puisqu'il ont été négatifs pour les taches de la cornée.

Quant au sulfate de cuivre, nous trouvons ou croyons

trouver qu'il réussit beaucoup mieux que tous les médicaments usités, surtout si on lui associe le sulfate de morphine. Il donne de bons résultats, même quand on l'emploie sous forme de pommades. Il a, sur l'iodure de potassium, le grand avantage de pouvoir être employé dans les ophtalmies scrophuleuses, aussitôt que l'on croit utile de cesser l'usage du nitrate d'argent; aussi espérons-nous qu'il sera bientôt généralement employé, comme le nitrate d'argent, dans les circonstances où il est le remède par excellence.

Les conclusions de notre travail sont posées, et cependant nous n'avons point encore parlé des diverses taches de la cornée; c'est qu'à notre sens, elles réclament toutes le même système de traitement, qu'elles soient superficielles ou profondes. C'est que dans un grand nombre il y a presque toujours albugo et leucoma tout ensemble. Pour nous, toute perte de transparence, suite d'une ulcération scrophuleuse traumatique ou autre, doit être traitée par le sulfate de cuivre. Nous ne faisons d'exception que des pour désorganisations particulières qui sont connues de tous les praticiens, sans avoir cependant été jamais bien décrites à notre connaissance dans aucun ouvrage.

Depuis que ce mémoire a été écrit, nous avons eu occasion, plus de deux cents fois, de mettre à l'épreuve le traitement qui précède, et constamment il nous a donné les mêmes résultats; ainsi dernièrement encore, nous avons guéri en une quinzaine, une femme qui portait depuis 54 ans un albugo sur la cornée de l'œil droit, par suite de la petite vérole. La partie leucomateuse est restée, mais la tache superficielle n'éxiste plus. Cette femme nous avait été amenée par le contre-maître de M. Talandeau, chez lequel elle demeurait.

21 mars 1844.

DE L'IRIS

DE SES DIVERS ÉTATS PATHOLOGIQUES,

DES OPÉRATIONS QUE L'ON PEUT PRATIQUER SUR CET ORGANE.

« Tout est dans tout, disait M. Jacotot aux beaux temps de sa doctrine, lorsqu'il s'occupait à révolutionner l'enseignement ; sachez une chose, ajoutait-il, et rapportez-y tous le reste. » Sans être aussi absolu que l'ancien professeur de l'École Polytechnique, nous croyons que l'on peut apprendre beaucoup de choses en étudiant quelques faits ; c'est pourquoi, laissant de côté l'ordre systématique, nous commençons cette étude sur l'iris, étude qui s'adresse spécialement aux médecins, par l'examen de six cas pathologiques, que nous avons fait copier et colorier avec tout le soin possible.

La première de nos figures représente l'iris d'une femme des environs de Vannes, dans le Morbihan : elle habite à Plescop et se nomme Mathurine Corignet ; son œil a été dessiné après deux ans de maladie, il y a une année entière qu'elle est aveugle et qu'elle n'apperçoit plus qu'une lumière passe devant ses yeux. Cette femme était chlorotique et lympathique quand elle est tombée malade ; j'ignore le traitement qu'on lui a fait subir, mais je crois qu'il a été antiphlogistique. La pupille est obscurcie dans son entier, et complètement obstruée par une sécrétion blanche. D'après ce qui m'a été raconté, l'iris n'offrirait ces colorations jaunes brillantes et la couleur fauve qu'on y remarque, que depuis une année. Ce fait et les autres détails qui nous ont été communiqués, nous font croire que le mal a commencé par l'uvée. Quoiqu'il en soit, il y a aujourd'hui iritis et amaurose complète. Cette amaurose est due sans doute à une choroïdite chronique, à un glacuome particulier. Aussi ai-je considéré l'état actuel comme incurable.

L'autre œil est dans le même état : tous les deux offrent des variétés de couleurs assez rares et bien extraordinaires. La malade n'a que peu souffert et ne souffre pas. Je ne l'ai vue que deux fois à quelques heures de distance, elle était conduite par son mari, simple laboureur, mais très-remarquable par ses manières, sa figure et son caractère ; je regrette de ne pouvoir redire ici ma conversation avec Corignet, et l'immense chagrin de sa femme quand elle s'est doutée que je la regardais comme incurable. Les médecins assistent souvent à des scènes dramatiques devant lesquelles celles de nos théâtres sont bien peu de chose. — Mathurine Corignet était médiocrement réglée quand elle a été prise d'iritis, depuis un an elle ne fait plus de remèdes.

Notre figure 2 représente un iritis syphilitique survenu chez un homme de 45 ans. Cette maladie datait d'une année quand elle a été dessinée, et je la soignais depuis peu.

L'on remarque dans notre figure un changement de couleur de l'iris tout autour de la pupille, sur une largeur de trois millimètres environ. Il est probable que ce changement de coloration représente assez exactement l'étendue de l'iritis dans sa période aiguë.

L'œil dont il s'agit est le gauche, et les trois quarts externes de la pupille sont bordés par une sécrétion brune. De cette sécrétion partent des prolongements ou condylomes qui vont à la capsule du cristallin.

Après avoir employé en vain pendant un mois, le proto iodure de mercure uni à l'extrait de belladonne, quelques autres mercuriaux, le calomel à l'intérieur, quelques vésications ammoniacales sur le front, j'ai pratiqué la pupille artificielle.

L'opération a très-bien réussi comme opération, médiocrement pour rétablir la vision. — Dans cette opération, j'ai cru reconnaître que la portion de l'iris qui borde la pupille était seule atteinte d'iritis chronique. — Avant l'opération, je croyais que les condylomes n'allaient pas jusqu'à la capsule ; après l'opération, j'ai vu qu'il n'y avait aucune membrane blanche devant la capsule, et que les prolongements bruns s'y inséraient directement. Je crois que si l'opération avait été faite six mois plus tôt le malade eût très-bien vu, peut-être à pouvoir lire et écrire.

La figure 3 représente encore un iritis syphilitique, mais après l'opération de la pupille artificielle.

L'iris entier a changé de couleur.

La portion qui entoure la pupille est bien plus dénaturée que le reste.

La pupille est obstruée par une fausse membrane étoilée, d'un blanc verdâtre, placée devant la capsule.

On remarque des prolongements bruns ou condylomes, près du ligament ciliaire, dans l'ancienne pupille et sur un bord de la nouvelle.

Les condylomes ont été produits bien évidemment par le bord libre de l'iris ; mais comment s'est produite la fausse membrane étoilée ? a-t-elle été sécrétée par la capsule ou par l'iris, ou par les deux à la fois ?

Quoiqu'il en soit, cette fausse membrane a été précédée par un trouble derrière la pupille ; évidemment il y avait des globules d'albumine malades. Sont-ce ces globules, qui après s'être réunis auraient formé la fausse membrane qui nous occupe ? Nous le croyons sans en avoir de preuve absolue.

L'opération de la pupille artificielle a été pratiquée dans ce cas, six mois après l'infecion. Cette pupille a été faite en passant par la sclérotique. (Voir les *Annales d'Oculistique.*)

C'est depuis l'opération, et malgré tous nos efforts, que se sont produites trois des sécrétions brunes présentées par notre dessin, la quatrième existait auparavant.

M. N., actuellement à Saumur, rue de la Visitation, est le malade chez lequel nous avons pratiqué cette pupille : il voit fort bien à se conduire, mais pas assez pour lire ou pour écrire ; il y a plus d'une année que l'opération a été pratiquée et la vision n'a point diminué. — Il peut signer son nom et faire en grande partie ses affaires ; il était complètement aveugle quand nous avons entrepris sa guérison.

L'autre œil présente le même aspect : une pupille que nous y avons faite a enlevé une notable portion de l'iris, mais il s'est produit près du cercle ciliaire une pseudo-membrane d'un blanc verdâtre, qui a bien diminué le succès de l'opération.

Notre dessin nº 4 représente l'une de ces membranes blanches transparentes, qui se produisent si souvent en face de la pupille. — Au premier abord rien ne fait deviner l'iritis chronique et la pseudo-membrane ; mais si l'on examine l'œil avec soin, l'on reconnaît que sur ses bords, dans quelques parties, la pupille est plus noire, plus claire, plus limpide qu'ailleurs. L'on aide son examen du secours d'une loupe, et l'état du malade est jugé. On introduit dans l'œil une pommade contenant :

Extrait de belladone une partie,
Axonge deux parties,

et une heure après la pupille est difforme, faute de pouvoir se dilater régulièrement ; c'est là l'état que représente notre figure. Quelquefois ces pseudo-membranes sont sur le même plan que l'iris, quelquefois elles sont plus profondes. A l'entour des premières, au bout de neuf à douze mois de maladie, on trouve souvent des sécrétions brunes, surtout dans l'iritis syphilitique. Les secondes sont très-souvent parsemées de points bruns brillants.

Après la résorption des premières, il reste souvent une inflammation chronique de quelques points du bord libre de l'iris, souvent encore des filaments bruns ; après la résorption des secondes, il reste presque toujours un anneau ou une portion d'anneau de couleur brune par fois, et plus souvent blanchâtre. Ces membranes sont assez difficiles à faire disparaître, quelle que soit l'influence qui ait produit l'iritis.

Notre figure 3me représente un iris malade depuis deux ans. La vue est abolie. Autour de la pupille, l'iris a changé de couleur, le cercle pupillaire est garni par un anneau blanchâtre; au centre de cet anneau l'on voit une toile semi-transparente parsemée de points bruns. La malade, dont nous donnons ici l'œil gauche, est depuis peu très-malade du droit. Son iritis est survenu à la suite d'excès vénériens; elle est maintenant bien réglée et d'une bonne constitution.

L'extrait de belladone sur l'œil et dans l'œil ne change en rien l'état des choses.

Les frictions mercurielles belladonées, aidées des fondants à l'intérieur, restent sans résultats. D'autres moyens thérapeutiques, l'iodure de potassium, les préparations d'or, etc., ne donnent aucune amélioration, et je me décide à pratiquer la pupille artificielle.

J'entre dans la chambre antérieure, en passant par la sclérotique et devant le ligament ciliaire, afin de ne pas faire de cicatrice à la cornée ; je saisis l'iris près de la pupille avec des pinces ; je déchire iris, anneau blanchâtre et fausse membrane ; j'attire au-dehors tout ce que j'ai saisi et je l'excise. — Hémorragie, ventouse sur le cou, astringents sur l'œil, frictions mercurielles belladonnées, voilà les suites de l'opération et de mon traitement.

Au bout de huit jours la malade voit à se conduire avec cet œil, à distinguer de petits objets, mais sans pouvoir lire les journaux.

Depuis lors, ma pupille artificielle a diminué; mais la vision a gagné. Voici ce qui s'est passé : les bords de l'iris, dont une partie formait une languette, ont sécrété une matière blanchâtre. Cette matière s'est touchée un jour près de la pupille naturelle, il y a eu accolement et cicatrice ou jonction, de manière à former deux pupilles, l'une grande, l'autre très-petite, qui a toujours été en diminuant. A la loupe, la nouvelle portion de l'iris est semblable à l'ancienne, ce qui prouve qu'elle contient des vaisseaux. — Je m'attendais bien à ce fait; mais je ne supposais pas que la séreuse antérieure pût se reproduire ou s'étendre sur une fausse membrane. Voilà un an bientôt que l'opération a été pratiquée, et la vision s'améliore toujours.

Quand on est appelé à temps, l'on peut quelquefois améliorer l'état du malade de la manière suivante : l'on produit, au moyen de la belladone, une dilatation forcée de la pupille. L'anneau blanchâtre se décolle dans tout son pourtour et se sépare de l'iris; il suffit alors d'une petite incision à la cornée, et de l'introduction de pinces pour enlever la fausse membrane et obtenir une guérison presque complète, sans opération de pupille artificielle.

Notre figure 6 est un iritis syphilitique, qui s'est présenté à mon observation chez Mme F. Cette dame, atteinte de la vérole un mois après son mariage, fut soignée par l'un de mes confrères. L'œil se prit, et elle mit de la négligence dans son traitement. Lorsqu'elle me vint, j'employai la belladone, et je fis dessiner immédiatement son œil. Comme on le voit, toute la zone interne de l'iris est très-malade, et des prolongements bruns se dirigent vers la capsule du cristallin; de plus, la difformité de la pupille est très-notable. — Des ulcères dans la bouche, une exostose, des papules syphilitiques compliquaient cette affection, qui était accompagnée de douleurs sur-orbitaire et sus-auriculaire atroces, au dire de la malade. — Au bout de quinze jours, douleurs papules, exostose, ulcères de la bouche, tout avait disparu ; mais l'état pathologique de l'œil n'avait pas changé : la capsule paraissait s'altérer, la pupille se rétrécissait, et la vision diminuait. — Je pratiquai alors une pupille artificielle, en passant par la sclérotique. La malade ne voyait plus à cette époque à compter mes doigts, et six mois après l'opération elle a pu lire les titres de journaux, les titres des annonces et des ventes, et même une ligne de *cicero*; mais celle-ci avec beaucoup de peine.

Les condylomes respectés par l'opération existent encore, la capsule n'a pas changé ; mais des deux côtés de la pupille artificielle il s'est produit deux longues sécrétions brunes qui la bordent entièrement en haut et en bas.

Cette opération a été suivie d'une inflammation très-violente, dont j'ai dû, pour cause de maladie, confier le traitement à mon aide, M. Walezynski, en lui prescrivant la marche la plus abortive ; il a suivi ma prescription, et l'inflammation a été vaincue au bout de quelques jours.

Qu'arrivera-t-il ultérieurement ? Je ne le sais ; mais la vision ne diminue pas ; je n'ai pu, du reste, m'assurer jusqu'à ce jour, à cause des sécrétions brunes, de la mobilité ou de l'immobilité de l'iris.

Si je n'avais pas opéré cette malade, la cécité la plus complète eût été son lot au bout de deux à trois mois.

DESCRIPTION DE L'IRIS.

Les descriptions de l'iris sont aujourd'hui bien communes et bien répandues. Nous n'avons pas la prétention de rien dire de neuf sur ce sujet : notre but est simplement d'appeler l'attention des praticiens sur les faits qui se rattachent le plus aux besoins journaliers de leur profession.

L'iris est-il une membrane propre ou une dépendance de la choroïde. La seconde opinion est celle des anatomistes français; la première est soutenue par d'Ammon et les Allemands; d'abord elles paraissent tout-à-fait contradictoires, cependant on peut les concilier. D'une part l'on ne saurait nier que l'iris ne soit contigu et continu avec la choroïde, de l'autre cet organe à une vie propre, ses artères et ses nerfs une fonction spéciale. Ainsi donc, tout en accordant à Dugès et à Giraldès la continuité de l'iris et de la choroïde, nous reconnaissons la nécessité de l'étudier d'une manière spéciale, mais en tenant compte de ses relations.

L'iris est un rideau circulaire et membraneux éminemment contractile, destiné à régler par la plus ou moins grande ouverture de la pupille la quantité de lumière qui doit entrer dans l'œil.

La surface antérieure, plus foncée près du cercle ciliaire, est formée dans cette partie de plis qui n'ont pas la direction de ceux qui se voient sur la partie moyenne. Ici les plis sont rayonnés, quelquefois l'iris semble composé dans cette portion de fibres tressés; de là des élévations et des enfoncements bien visibles à la loupe. A peu près au centre, mais cependant un peu sur le côté interne se trouve l'ouverture pupillaire; la portion de l'iris qui la borde est souvent comme filamenteuse ou soyeuse. L'ouverture pupillaire varie d'ampleur selon que l'on regarde des objets éloignés ou rapprochés, que l'on est dans l'obscurité ou exposé à la lumière. Cette variation a-t-elle lieu sous l'influence de muscles, c'est une question encore douteuse et que nous examinerons en son lieu. Les variétés de couleurs de la face antérieure de l'iris ne sont pas indifférentes: elles correspondent en général à la coloration de la peau et se modifient sous l'influence de l'inflammation. La grandeur habituelle de la pupille a aussi une grande valeur dans le diagnostic des maladies iridiennes et des maladies de l'œil ; il faut tenir compte encore de la transparence des humeurs devant et derrière la prunelle. Toute la partie antérieure de l'iris dont nous venons de nous occuper est recouverte par une membrane dite de Descemets, qui l'a découverte et que Demourrs a fort bien décrite. Cette membrane séreuse, après avoir tapissé la partie postérieure de la cornée, se replie sur l'iris et s'arrête à la pupille. Les plus habiles observateurs n'ont pu jusqu'à ce jour constater sa continuation dans la chambre postérieure. Sa structure n'est pas entièrement la même sur l'iris et derrière la cornée : sur l'iris elle est plus villeuse et moins transparente ; mais le fait de son unité n'en est pas moins démontré, ce qui explique l'extension facile de l'inflammation de la partie qui tapisse la cornée à celle qui recouvre l'iris. Nous comprenons par suite comment dans l'iritis scrofuleux la maladie peut commercer par la face postérieure de la cornée, et se réfléchir plus tard sur la face antérieure de l'iris ; c'est là une des formes de cette affection que nous étudierons.

De la pupille. — Nous avons dit la forme et la place de la pupille, mais nous n'avons pas suffisamment indiqué ou décrit ce qui concerne cette importante ouverture : remarquons d'abord qu'elle se déplace très-souvent dans l'iritis, quelle que soit sa nature, et qu'alors elle se déjette un peu rétrécie, mais sans changer sensiblement de forme, soit en bas, soit en haut et toujours en dedans (ce *toujours* est peut-être trop absolu, il équivaut probablement à quarante-neuf fois sur cinquante) ; à quoi attribuer cette tendance, je ne sais, et les auteurs qui ont écrit sur cette matière n'en ont pas donné la raison. Ce fait ne dépend pas de la portion de l'iris qui est la première enflammée, puisque nous l'avons remarqué et fait remarquer à nos aides, dans les iritis qui avaient commencé par la partie externe. — Le trouble et la difformité de la pupille sont des états qui signalent souvent l'iritis dans son incubation et dans sa première période de développement; ils persistent dans bien des circonstances pendant les autres périodes de cette phlegmasie. — L'élargissement de la pupille ou mydriase peut tenir à une amaurose, à une sclérotite et même à l'iritis. — Le rétrécissement a lieu dans des circonstances encore plus nombreuses. Chaque fois que la chambre antérieure est remplie de pus jusqu'au niveau de la pupille, cette ouverture se resserre même lorsque l'iris n'est pas encore malade. — Elle diminue d'étendue dans la seconde et la troisième période de l'iritis, et fréquemment aussi sous l'influence d'adhérences avec la capsule du cristallin. Ces adhérences sont parfois circulaires, la capsule déchirée, la pupille que la belladone ne dilatait pas s'ouvre largement aux rayons lumineux sous l'influence du même agent thérapeutique. Dans la rétinite la pupille se resserre encore; elle est vivement contractée dans la keratite, surtout si l'ulcération est perforante. On la voit se contracter rapidement dans les mydriases peu anciennes, lorsque l'on touche la cornée avec le nitrate d'argent, d'après la méthode indiquée par Serre d'Uzès, pour les amauroses.

L'on admet généralement, et nous avons admis que la pupille se dilatait en regardant des objets éloignés. Cette proposition est contestée; Dugès, dans un travail fort remarquable publié en 1834, fait à ce sujet les deux objections suivantes : si l'un des yeux couvert l'on regarde un objet fixé avec l'autre, la pupille se dilate et se contracte par sympathie, sans que la vision cesse d'être nette lorsque l'on découvre et que l'on recouvre alternativement le premier œil. Dans un lieu obscur les pupilles s'élargissent; cependant alors on ne peut plus voir que de près, il devient impossible de distinguer les objets éloignés. A ces deux objections voici notre réponse : nous avons répété la première expérience, et notre vision a été sensiblement troublée chaque fois que la pupille du premier œil a changé d'état; quand à la seconde objection, elle n'est que spécieuse; dans l'obscurité la pupille se dilate pour laisser entrer plus de lumière dans l'œil, et si l'on ne peut distinguer les objets éloignés, c'est qu'il n'envoient pas assez de lumière à l'œil et que la dilatation de la pupille à ses limites; tandis qu'un objet rapproché envoie assez d'ondulations lumineuses pour être perçu; mais placez un homme dans l'obscurité, ne verra-t-il pas très-bien les objets placés en dehors de cette obscurité, même fort éloignés, tandis qu'il verra peu les autres. Tout dépend donc alors de la quantité de lumière reçue par l'œil, en d'autres termes de la puissance d'action de l'objet regardé et de l'intensité de l'impression produite sur la rétine.

Membrane pupillaire. — Il nous semble naturel de considérer comme une dépendance du petit cercle de l'iris, cette membrane qui parait au troisième mois de la vie, s'étale pour disparaître le plus souvent au septième à mesure que le tissu de l'iris se resserre et se condense. Les vaisseaux qui occupent la partie centrale du cercle se rapprochent du corps de l'organe, et laissent le champ de la pupille libre; cependant, quelquefois, le rapprochement ne se fait pas régulièrement, et alors l'on trouve une pupille divisée en deux : l'une, presque toujours très-grande, l'autre, plus petite, quelquefois de la grandeur d'une grosse tête d'épingle.

De la face postérieure de l'iris. — La face antérieure est une dépendance du système cornéen par la membrane de Décemet; mais la face postérieure se rattache entièrement au système choroïdien. Si la chroïde est recouverte par la rétine, l'on reconnait aisément que cette membrane, après avoir contribué à la formation des procès ciliaires et de la couronne de zinn, se replie sur l'iris. Dans la portion choroïdienne, la rétine est separée du pigment par un tissu cellulaire dont Jacob a fait une membrane. Divers anatomistes affirment l'avoir reconnue sur l'iris. Le pigment et la membrane choroïdienne font partie de l'iris comme de la choroïde. D'après cette donnée, l'iritis séreux postérieur, serait plus grave que l'antérieur, puisqu'il y aurait risque qu'il gagnât la choroïde et en même temps la rétine, ce qui a lieu très-fréquemment et donne naissance à des cécités incurables. Cette même donnée nous conduit encore à comprendre comment dans l'iritis traumatique et même dans d'autres iritis qui attaquent plus spécialement l'uvée, l'on voit se produire un état variqueux très-grand, presque toujours compliqué d'hydrophtalmie et de perte de la vision, tandis que l'engorgement du canal de fontana et de ses afférents, constitue l'un des caractères graves de quelques iritis de la face antérieure.

Nous trouvons encore dans cette disposition anatomique, la raison de quelques capsulites consécutives à l'itiris : elles s'expliquent en effet, par la relation qui existe entre la capsule et la zone ou couronne de zinn, relation qui a fait créer le nom de membrane capsulo-pupillaire.

Où se fait la sécrétion du pigment? Nous ne le savons, et ce point n'est pas encore éclairci. D'Ammon présente à ce sujet, une vue très ingénieuse; mais dont la vérité n'est pas assez démontrée.

Hæc quidem membrana, dit-il, *secretioni humoris aquæi præest. Posterior autem iridis facies pigmentum nigrum secernit. Utraque sic iridis facies, et si secretoria diversos, tamen exsudat humores. In iridis, facie anteriosi quam arteriosam vocaverim materies serosa sanguinis e reticulo vasculoso tenuissimo et tenerrimo stillat; in posteriori iridis pariete quam venosam nominaverim in uvea carboneum et ferrum secernuntur, quæ pigmentum nigrum constituunt. Quod ad resorptionem humoris aquæi attinet hanc lumina serosa corne exercet.*

Cette manière d'envisager le rôle de la séreuse cornéenne, de la séreuse iridienne antérieure et de la séreuse iridienne postérieure, n'est certes pas exacte d'une manière absolue; nombre de faits pathologiques prouvent que la séreuse antérieure de l'iris est pourvue de vaisseaux absorbants. S'il en était autrement, il y aurait bientôt hydrophtalmie, lorsque la partie postérieure de la cornée se recouvre d'une fausse membrane.

Des anatomistes très-habiles, loin de considérer la face antérieure de l'iris comme plus artérielle et la face postérieure comme plus veineuse, prétendent et protestent (Giraldès, Paris, 1838) que les veines de l'iris se trouvent toutes à la face antérieure. Cette opinion absolue, comme celle de d'Ammon, manque aussi elle de cette vérité qui fait le mérite des bonnes descriptions anatomiques.

Corps de l'iris. — Cette portion, composée de vaisseaux artériels et veineux, nous a toujours paru un tissu erectile. Elle est pourvue de fibres musculaires très-visibles chez certains animaux, et par suite il était naturel de la chercher chez l'homme. Maunois, Dugès, Lauth, Giraldès et quelques autres anatomistes, prétendent les avoir rencontrées: elles sont, dit Giraldès, sinueuses, parallèles entre elles, et semblables aux muscles des insectes. Pour moi, je crois avoir vu des fibres rayonnées. Les artères qui forment l'iris proviennent, comme on sait, des ciliaires longues qui proviennent elles-mêmes de l'ophtalmique, elles forment, dans l'iris, avant d'être tout-à-fait capillaires, le grand et le petit cercle artériel de cet organe. Les veines se rendent presque toutes au canal de fontana, ce sinus que d'Ammon compare aux sinus de la dure mère qui se trouve placé au point de réunion de l'iris à la cornée et de la cornée à la sclérotique. La position de ce réservoir veineux des vaisseaux iridiens, nous expliquera plus tard certains engorgements locaux qui sont souvent très-difficiles à guérir.

Les nerfs de l'iris sont les nerfs ciliaires que fournit le ganglion ophtalmique; quelques filets proviennent des anastomoses fournies par les nerfs du ganglion sphéno-palatin. La nature de ces nerfs est extrêmement importante à connaître, puisqu'elle montre que le plus important des organes de la vie de relation, se trouve vivifié par les nerfs à action constante de la vie animale, afin sans doute, qu'il soit toujours prêt à fonctionner aussitôt les paupières ouvertes. Cette disposition explique peut-être aussi pourquoi dans la mydriase, la cautérisation de la cornée et l'électricité ne donnent trop souvent que des résultats momentanés bien qu'immédiats.

DES IRITIS.

Nous n'avons jamais vu d'iritis parfaitement idiopathique. Plus encore que les autres affections de l'œil, les maladies de l'iris se lient d'une façon toute particulière à l'état général de la santé, dont elles sont souvent l'une des expressions. Les iritis que nous avons étudiés sont l'iritis chlorotique, l'iritis scrofuleux, l'iritis rhumatismal, l'iritis dartreux, l'iritis syphilitique et l'iritis traumatique. Ici encore nous retrouvons donc les cinq grandes diathèses de l'économie dont nous nous proposons de faire ultérieurement l'histoire, en ce qui concerne les maladies oculaires. Ici encore nous trouvons la preuve de cette assertion, que les maladies organiques ne sont qu'une suite, qu'une conséquence de la constitution de l'individu, modifiée par le *quid ignotum* que nous nommons constitution médicale.

L'on pourrait faire un iritis du bord pupillaire, un iritis du centre de l'iris, un iritis de la partie ciliaire, parce qu'en effet l'on trouve quelques fois cette disposition dans l'inflammation.

On pourrait encore, et mieux, faire un iritis de la séreuse antérieure, un autre du corps de l'organe, un autre de la séreuse postérieure; mais ces divisions ne se rattachent ni aux causes, ni au traitement de la maladie qui nous occupe : elles ne sont donc pas philosophiques, et nous les avons rejetées, car pour nous l'iritis est une maladie constamment déterminée par l'une des six causes que nous venons d'examiner, et sa marche est différente, selon celle à laquelle il se rattache.

Nous allons étudier successivement l'iritis chlorotique et l'iritis syphilitique, afin de laisser peu de chose à dire sur l'iritis scrofuleux, l'iritis rhumatismal et l'iritis dartreux.

IRITIS CHLOROTIQUE.

Il y a beaucoup plus de chlorotiques qu'on ne se l'imagine? combien de femmes qui se croient bien réglées et qui le sont à peine un jour, la menstruation devenant séreuse ensuite pendant plusieurs autres; combien de femmes encore qui sont réglées trop abondamment et tous les quinze jours ou les vingt-un jours; combien d'autres chez qui les retards sont réguliers. Je suis loin de dire que toutes soient chlorotiques, mais chez toutes il y a tendance à la chlorose. D'autres, essentiellement vigoureuses, deviennent cholorotiques temporairement par abus vénériens. Nombre d'hommes peuvent aussi être classés parmi les chlorotiques, car nombre d'hommes réclament une nourriture substantielle, les amers et les ferrugineux comme moyen d'avoir une santé régulière, un sang moins séreux et plus coloré.

L'iritis chlorotique se manifeste sous deux formes très-distinctes : la forme aiguë et la forme subaiguë ou chronique.

L'iritis chlorotique aigu et en général tous les iritis, présentent quatre phases : l'incubation, le développement, l'état complet, la décroissance ou la propagation maladive aux parties voisines. Ces phases ne sont pas absolument distinctes ; mais elles sont réelles et servent à préciser les indications du traitement qui doit toujours avoir pour but, quand c'est possible, de faire avorter la maladie. Voici les quatre phases de l'iritis chlorotique aigu abandonné à lui-même :

1° Il y a du trouble derrière la pupille, l'eau de la chambre antérieure est généralement limpide comme de coutume ; la pupille est quelques fois resserrée, quelques fois un peu élargie, mais toujours peu mobile. Le malade accuse du trouble dans la vision, il croit voir une fumée et ressent une douleur profonde dans l'œil, plutôt gravatine que lancinante, il n'y a pas de photophobie, quoique l'œil soit sensible à la lumière ; la rougeur de la conjonctive est souvent fort peu intense ; point de bourrelet sanguin autour de la cornée. — Dans cet état il est très-facile de faire avorter la maladie,

2° Le bord pupillaire de l'iris change de couleur dans une largeur variable, et cette largeur indique la gravité du mal. Quelquefois le changement de couleur ne forme pas un anneau complet autour de la pupille, quelquefois, mais rarement, il se borne à un point. Le trouble portéro-pupillaire fait place à une secrétion blanche qui borde la partie décolorée du bord pupillaire. Cette sécrétion grandit peu à peu et remplit bientôt toute la pupille ; avec cette secrétion surviennent, si elles n'existaient pas encore, des douleurs hemi-craniennes et surtout sus-orbitaires et temporales du côté affecté. La vision diminue au point que le malade ne distingue plus que l'ombre des objets. Il y a insomnie ;

3° L'œil présente un tel aspect, que souvent des médecins peu habitués aux maladies iridiennes croient avoir affaire à une cataracte capsulaire. — L'iris est tout-à-fait changé de couleur dans la partie altérée, l'œil est rouge, les douleurs de tête sont grandes ;

4° Si la nature n'agit pas suffisamment pour entraver la

marche du mal et resorber peu à peu la fausse membrane qui obstrue la pupille et l'albumine épanchée dans le tissu de l'iris au pourtour de la pupille; celle-ci se resserre tout-à-fait, la maladie passe à l'état chronique et gagne la rétine, la choroïde et la capsule de cristallin, ce qui produit une cécité incurable; souvent aussi, et c'est plus habituel, elle reste stationnaire.

A ces quatre périodes l'état du malade réclame un traitement un peu différent, comme nous allons l'exposer.

Première période : antichorotiques, ventouses sur le cou sèches ou scarifiées, bains de pied, saignée du pied dans quelques circonstances, frictions mercurielles fortement belladonées sur le front et la tempe du côté malade, répétées trois à quatre fois par jour au début, un ou deux purgatifs s'il n'y a pas de contre indication; voilà le traitement, et généralement en huit ou dix jours il guérit.

Deuxième période : consulté à la seconde période de la maladie, le médecin emploiera encore la saignée du pied ou les ventouses scarifiées, ainsi que les purgatifs parmi lesquels il préférera le calomel administré d'heure en heure à la dose de cinq centigrammes à un décigramme, jusqu'à salivation, les mercuriaux en frictions et les antichlorotiques, mais il est rare qu'il réussisse; il modère et règle l'inflammation sans obtenir rien de plus; cependant ce résultat est encore très-important, en ce qu'il dirige le malade vers une guérison sans opération.

Troisième période : les émissions sanguines sont inutiles, il faut de temps à autre introduire dans l'œil de l'extrait de belladone mitigé par deux tiers d'axonge, pour éviter l'oblitération de la pupille, on emploie les mercuriaux en frictions et surtout le proto-iodure de mercure, on donne à l'intérieur l'iodure de potassium et le proto-iodure de fer.

Quatrième période : si le médecin a échoué malgré tous ses

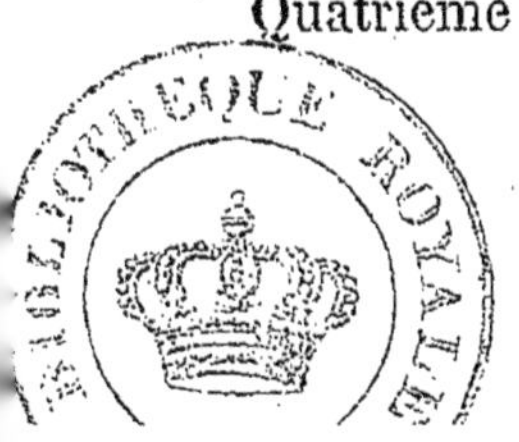

efforts, il aura recours au bout de six mois ou d'un an à la pupille artificielle, si au contraire les remèdes ont agi, voici ce qui s'est passé et ce qui se passe : la sécrétion blanche qui simulait une cataracte se perce au centre par résorption. Sous l'influence de l'extrait de belladone, l'anneau blanchâtre qui avait paru de prime-abord se détache mécaniquement de l'iris en tout, plus souvent en partie ; il diminue de volume et noircit : il se résorbe et alors il n'en est plus question, mais la pupille reste un peu moins mobile où il ne résorbe pas, et de deux choses l'une, ou il gêne beaucoup la vision et on l'enlève avec une pince ou une aiguille à cataracte en passant par la cornée, où il gêne peu la vision, et l'on abandonne l'œil à lui-même parce que c'est le parti le plus prudent et le plus sage.

L'iritis chlorotique aigu m'a paru attaquer plus souvent les yeux bleus que les autres. Les fausses membranes auxquelles il donne naissance bordent constamment le bord pupillaire et sont placées dans la chambre postérieure ; elles semblent produites plutôt par l'uvée que par la séreuse antérieure. Rarement la capsule de cristallin est affectée dans cette maladie, le plus souvent la partie ciliaire et la partie centrale de l'iris sont à l'état normal. — Quand on est appelé pour une atrésie produite par cet iritis, on la devine presque toujours, quelqu'ancienne qu'elle soit, à un reste d'altération dans la couleur de l'iris autour du bord pupillaire et à la sécrétion blanche qui ferme la pupille.

Exemple d'iritis chlorotique aigu.

Mlle B., lingère, à Nantes, rue et cour du Roi-Baco, mal réglée, yeux bleus, âgée de vingt-six ans, de coloration jaune, aux lèvres pâles est prise subitement de mal à l'œil gauche et me vient le troisième jour. — Douleurs sus-orbitaires, rougeur médiocre de la conjonctive, s'arrêtant à deux millimètres de la cornée, coloration en gris de l'iris dans tout le pourtour pupillaire sur une largeur de trois millimètres. Elle est réglée dans le moment.

Cataplasmes brûlants sur les parties pour activer les menstrues, frictions mercurielles belladonées, lavement simple; le lendemain pas de douleurs, anneau blanchâtre bordant le cercle pupillaire de l'iris. — Continuation. — Le surlendemain pas de douleurs, la pupille a presque la grandeur naturelle, mais elle est remplie par une sécrétion blanche formant une fausse cataracte. — Six sangsues aux cuisses, douze décigrammes de calomel, dont un décigramme sera pris de deux heures en deux heures; introduction entre les paupières d'extrait de belladone mitigé, pour éviter l'occlusion de la pupille. — Etat stationnaire, deux pilules par jour ainsi composées :

Proto-iodure de fer 1 décigramme.
Iodure de potassium 5 centigrammes.
Extrait d'absynthe. 5 —
Bains de pieds tous les soirs.

Au bout de deux jours un point noir produit par la résorption se voit dans la fausse cataracte; je continue les frictions mercurielles et les pilules. La malade va mieux. — Quatre jours plus tard j'introduis une forte dose d'extrait de belladone dans l'œil malade, le lendemain la malade voit à lire les enseignes; la pupille a grandi et l'iris s'est séparé de la sécrétion dans le tiers supérieur. — Un mois plus tard la malade voyait à écrire, mais il restait dans l'œil une fausse membrane annulaire, autrefois blanche maintenant grisâtre. La malade a continué les pilules et cessé ses frictions; depuis long-temps je ne l'ai vue, je sais seulement que le mieux se soutient, et a augmenté.

L'iritis chlorotique sub aigu chronique est bien plus redoutable, parce que l'on est rarement appelé à temps. Cette maladie n'est que la précédente, mais sous une forme insidieuse ; toutes fois elle attaque généralement une bien plus grande étendue de l'iris, souvent les quatre cinquièmes ou les cinq sixièmes se compliquant fréquemment de choroïdite et de glaucôme. Nous allons essayer d'en décrire la marche.

Première époque : Le malade atteint de conjonctivite, se plaint de douleurs symptomatiques sus orbitaires très-légères quelquefois même, il ne s'en plaint pas; la pupille est très-peu mobile, il y a comme de la fumée dans l'œil, un léger trouble se fait remarquer derrière la pupille et parfois il y a du trouble sur la membrane de Descemets en face de la pupille. Cette période, si la maladie est abandonnée à elle-même, peut durer un ou plusieurs mois. Habituellement il n'y a qu'un œil de pris, et parfois les malades ne s'apperçoivent pas de leur affection.

Deuxième époque : L'iris change un peu de couleur autour du cercle pupillaire ; mais dans une grande étendue, quelquefois, c'est l'iris entier qui est malade; souvent, les cinq sixièmes, les quatre cinquièmes, les trois quarts ; l'on ne peut distinguer, même à la longue, dans un grand nombre de circonstances, où commence la pupille. Celle-ci est immobile et généralement sans occlusion. Quelquefois il se fait des sécrétions purulentes dans la chambre antérieure ; d'autrefois, aux époques menstruelles, nous avons vu la chambre antérieure remplie de sang, quand à la vision, elle est abolie.

Troisième époque : Ou la maladie prend une mauvaise marche, et alors la cécité devient absolue, l'œil ne sent plus la lumière, des adhérences s'établissent entre l'iris et la capsule, et l'iris prend les teintes les plus variées, de manière à ressembler, quelquefois, à une rose de vitrail colorié; ou l'inflammation diminue et l'iris se rapproche de sa couleur primitive. — Quelques états pathologiques produits par l'iritis chlorotique sub aigu méritent d'être décrits.

Voici une dame dont l'iris est gris-bleu ; le bord ciliaire n'est pas malade, mais le reste de l'iris forme une étoile à branches d'un jaune brillant. Les bords de la pupille sont d'un brun fauve, et cette ouverture est fermée au quatre cinquièmes par une sécrétion blanche placée un peu en arrière de l'iris. Il y a cécité absolue.

Chez une autre l'iris, primitivement gris, présente des rayons rougeâtres; la pupille est légèrement contractée, mais d'un beau noir et complètement immobile ; nulle sensation de lumière ne peut être aperçue, elle est aussi inguérissable. Les faits antérieurs prouvent que la maladie a commencé par l'uvée, et l'on voit qu'elle avait envahi presque tout l'organe malade.

Voici une troisième malade, au premier abord l'on croit à une pupille satisfaisante ; l'on remarque seulement deux prolongements de l'iris qui s'avancent sous forme de pterygion, comme l'a très-bien dit d'Ammon ; mais le bord pupillaire de l'iris est coloré en noir entre les polongements iridiens, et c'est à grand peine, qu'armé d'une loupe, l'on parvient à reconnaître où l'iris finit et où commence la pupille. Cette matière noire est semblable à celle qui, dans le corps de l'iris, remplace quelquefois la séreuse antérieure, détruite par un abcès ; mais comment ici s'infiltre-t-elle entre les mailles de cette séreuse, respectant les deux portions qui forment deux pointes ? je ne sais.

Ces prolongements de l'iris s'avancent comme ceux qui ont représentés dans note sixième dessin, planche première, et qui appartiennent à un iritis syphilitique, mais on ne voit pas d'ahérence filamenteuse blanche ou brune allant à la capsule ; mais, par fois, le reste de l'iris forme comme une bande à la suite de ces prolongements, de manière à simuler une portion de ces gloires qui, dans les images, entourent les figures de saints; ici nous avons seulement deux segments de cercles disposés de cette manière. D'Ammon en a vu jusqu'à huit, je n'en ai jamais trouvé plus de cinq.

Voici une quatrième malade, celle-ci voit un peu, mais fort peu; à la partie inférieure de la pupille, et dans la chambre postérieure il existe une sécrétion blanche; à la partie supérieure, l'iris forme une petite pointe et se trouve présenter la disposition d'un cœur. Il est très-difficile, des deux côtés, de savoir où commence et où finit la pupille, à cause de la sécrétion noire qui teint l'iris. La malade est chlorotique et lymphatique. — L'autre œil est sain.

Notre dessin n° 1 représente des altérations analogues à celles des malades 1 et 2, qui se sont présentées chez une femme chlorotique et lymphatique. Nous avons dit avec détails tout ce que nous savons sur ce cas intéressant.

Notre dessin n° 5 représente un iritis sub-aigu, qui a tenu le milieu entre l'iritis que nous venons de décrire et l'iritis aigu.

Voici une autre malade : son œil gauche comme le droit était bleu. Refusée par les sœurs de Saint-Vincent-de-Paul, chez lesquelles elle se présentait comme novice, elle vint me trouver au bout de six mois de maladie, son œil gauche est vert bouteille, on ne peut bien distinguer la pupille qui, cependant, paraît nette, il y a de grandes douleurs sus-orbitaires. L'œil voit passer la main, mais ne compte pas les doigts. Malgré tous les moyens employés, je ne puis que calmer les douleurs sus-orbitaires et obtenir une bonne menstruation; mais trois fois pendant le traitement, aux époques menstruelles, la chambre antérieure se remplit de sang. Les douleurs calmées, la santé générale devenue meilleur, j'abandonne la malade elle-même; elle me revient un an après sa première visite, ne voyant pas, quoique la pupille soit noire; mais cette pupille est immobile, mais en face, la membrane de Descemets a été malade; du reste, l'iris change encore de couleur et revient un peu à sa couleur primitive, peut-être un jour une pupille artificielle pourra-t-elle rétablir la vision.

Le traitement de l'iritis chlorotique chronique demande à toutes les périodes l'emploi des anticholoriques, et de plus, dans la première et la deuxième période : les ventouses sur le cou, le calomel à l'intérieur à dose élevée, les frictions narcotiques mercurielles sur la tempe et le front, quelquefois des révulsifs sur le cuir chevelu; à la troisième période du mal on peut dans quelques cas tenter l'opération de la pupille artificielle.

IRITIS SYPHILITIQUE.

Cette grave affection, si commune aujourd'hui, succède quelquefois à une ophtalmie purulente, quelquefois à une ophtalmie rhumatismale ou chlorotique, accompagnée de sécrétion sero-purulente. Nous l'avons vue se manifester trois mois après l'infection, et dans d'autres circonstances elle ne s'est produite que plusieurs années, un an et même cinq ans après le coït impur; elle présente quatre formes distinctes dans les quatre phases qu'elle parcourt.

Chez les chlorotiques, les anémiques, les cachectiques elle commence habituellement par la séreuse postérieure, c'est alors l'ophtalmie chlorotique que nous venons de décrire avec des signes commémoratifs ou autres, qui ne permettent pas de douter de sa nature. — Avez-vous eu la vérole, oui, répond le malade, j'ai eu quelques petits chancres, mais on me les a brûlés, je n'ai pas été malade trois semaines, e j'en suis resté là; ou encore il dit *non* d'une manière absolue, mais derrière ce non se cache souvent une gonorrhée. — Il en est qui disent *non* et qui ont des papules en grand nombre, d'autres des exostoses avec douleurs nocturnes; d'autres ont fait un traitement, mais quel traitement!... Quoiqu'il en soit de la véracité du malade, dont nous avons tous la mesure, nous disons que l'iritis syphilitique peut présenter quatre formes, commencer par l'uvée, la séreuse antérieure, attaquer directement le corps de l'organe, soit par sa partie pupillaire, soit par sa partie ciliaire. Nous avons épuisé ce qui concerne la première. Voici les phases de la seconde :

Incubation et naissance. L'œil est douloureux, la muqueuse rougit, mais d'un rouge brique et paraît comme huileuse, il n'y a pas de bourrelet sanguin autour de la cornée, l'iris devient sensible à la lumière, la pupille un peu contractée, généralement ovalaire est d'un noir moins pur que d'habitude, quelquefois, quoiqu'assez rarement, dans les iritis séreux syphilitiques, soit antérieur, soit postérieur, la pupille se déforme d'abord dans un sens, et le lendemain dans un autre. J'ai vu ce fait à diverses reprises, mais je le crois commun aux iritis non syphilitiques, quoique plus fréquent peut-être avec l'infection venérienne. Ici encore les signes comomitants ou comménioratifs viennent faciliter le diagnostic, qui sans eux serait très-incertain sous le rapport de la diathèse à combattre. Les douleurs dans la première phase sont en général peu de chose, mais la vision diminue et l'iris change de couleur, surtout dans son contour pupillaire.

Deuxième période. L'iris a changé de couleur, la pupille se rétrécit, souvent son bord paraît comme rougeâtre ou cuivré; le malade éprouve une grande sensibilité à la lumière, c'est presque de la photophobie, des douleurs sus-orbitaires ou temporales quelquefois sus-auriculaires se manifestent. L'introduction de belladone dans l'œil ferait paraître la pupille échancrée. — Il n'y a pas encore de fausses membranes. — Le malade ne peut dormir.

Troisième période : les douleurs augmentent, la pupille est recouverte par une fausse membrane transparente, qui cependant se produit souvent plus promptement. A cette fausse membrane se joignent bientôt des sécrétions brunes qui vont à la capsule du cristallin, devant laquelle se produisent des fausses membranes étoilées d'un blanc verdâtre.

Quatrième période : toutes les sécrétions anormales augmentent, la capsule du cristallin devient opaque, le cristallin lui-même se modifie, la maladie s'étend à la choroïde et devient incurable d'abord, puis assez douloureuse ensuite pour entraîner l'extirpation de l'œil, qui subit une dégénérescence bien évidente, et peut communiquer cette dégénérescence aux parois orbitaires.

Cette forme et ces phases de l'iritis syphilitique se présentent plus souvent chez les individus lymphatiques ou scrophuleux que chez les autres. Quelquefois, mais rarement, nous avons pu remarquer en pareil cas les sécrétions blanches, annulaires ou partielles dont nous avons parlé plus haut, à l'article de l'iritis chlorotique. Les trois faits capitaux sont ici, la sécrétion antérieure, les prolongements bruns et les désordres des appareils cristalloïdien et choroïdien.

Lorsque l'iritis syphilitique commence par le corps de l'organe, il se produit assez rarement des sécrétions sous forme de toile placée devant la pupille, dans beaucoup de cas la sensibilité à la lumière est moins grande que si la maladie avait commencé par les séreuses et surtout par l'antérieure. Les douleurs sus-orbitaires et sus-auriculaires sont plus fortes. Les sécrétions filamenteuses brunes sont constantes, mais se présentent rarement sous forme de fausses membranes, ce sont habituellement des filaments ou des plaques, à cela près, cet iritis ne diffère point des autres dans les quatre périodes de sa manifestation.

La quatrième forme de l'iritis syphilitique est celle-ci :

l'iritis succédant à une maladie qui attaque la conjonctive à une ophtalmie purulente, par exemple, commence par la portion voisine du ligament ciliaire. Cette quatrième forme se manifeste encore chez les scrophuleux, parce qu'elle appartient à l'iritis scrophuleux, comme forme régulière et normale, elle se montre aussi chez quelques-uns des individus qui abusent des plaisirs vénériens malgré leur maladie; chez des femmes vigoureuses, bien que lymphatiques et d'une peau très-blanche, trop peu réglées, quoiqu'elles paraissent l'être suffisamment.

Cette forme est généralement très-rebelle; mais elle est d'autant plus grave que souvent les procès ciliaires et la choroïde sont malades dès le début ou peu après le début. Cependant, même dans ces cas, il est très-rare que la partie pupillaire ne soit pas le siége d'une inflammation et d'une altération bien manifestes qui parcourent les phases décrites. Remarquons cependant que la variété qui nous occupe en ce moment donne bien plus souvent lieu que les autres à ces hydrophtalmies, accompagnées d'un état variqueux de la choroïde des procès ciliaires et des vaisseaux qui appartiennent au canal de fontana, à ces dégénérescences graves, qui sont souvent l'occasion d'une extirpation que les autres iritis syphilitiques, et surtout que les autres iritis.

Dans les contrées où règnent les fièvres intermittentes, il n'est pas rare que cette constitution médicale modifie les iritis, et donne à l'iritis syphilitique, tantôt le caractère séreux postérieur, tantôt le caractère de notre quatrième variété, que j'appellerais volontiers valculaire.

Voici le traitement que nous opposons à l'iritis vénérien :

Première période : ventouses scarifiées sur le cou, saignée générale au besoin, frictions narcotiques et mercurielles sur la tempe et le front, du côté malade, purgatifs répétés (souvent le calomel à haute dose), introduction d'extrait de belladone dans l'œil, si la pupille se resserre ; aliments légers, point de boissons spiritueuses, sirop de cuisinier, avec addition de mercure matin et soir.

Deuxième et troisième périodes : même traitement, et de plus vécications sur le cuir chevelu, sur le front et derrière l'oreille. Je remplace volontiers dans les dernières périodes, même quelquefois dans la première, le deuto-chlorure du sirop de cuisinier par du deuto-iodure letenu dissous par une haute dose d'iodure de potassium, de telle façon que le malade prenne par jour un demi-gramme à un gramme d'iodure de potassium. Chez les individus qui se présentent après avoir déjà subi un traitement mercuriel, je supprime presque toujours entièrement le mercure, qui donne souvent lieu alors à des douleurs de tête et n'améliore en rien l'état du malade. Si le malade est une femme, pour peu qu'elle soit mal réglée je lui fais prendre l'iodure de potassium et l'iodure de fer, si c'est un homme d'une bonne constitution, l'iodure de potassium à haute dose. Dans tous les cas, j'insiste sur les sudorifiques. Je prescris encore souvent des bains d'eau amidonée, fortement salée, très-chaude, et le malade se met au lit en sortant du bain.

Chez les individus d'une mauvaise constitution, chez les scrophuleux, par exemple, j'associe fréquemment l'extrait de ciguë au calomel, soit à l'intérieur soit à l'extérieur. J'emploie encore ce moyen avec succès dans la quatrième variété de l'iritis vénérien, soit qu'il ait succédé à une blénorrhagie oculaire, soit qu'il se présente chez des personnes atteintes d'affections strumeuses, ayant des engorgements au sein, dans l'abdomen ou ailleurs, soit qu'il se manifeste pendant une fièvre intermittente ou chez des personnes soumises depuis long-temps à l'intoxication des effluves marécageuses et souffrant des affections qui en sont la conséquence. Sans doute d'Ammon et d'autres médecins très-habiles ont proscrit les mercuriaux chez les scrophuleux atteints d'iritis, et surtout chez ceux pour qui l'on en a abusé. Mais l'association du calomel à la ciguë forme un médicament plus fondant et résolutif que mercuriel, qui donne d'excellents résultats dans des circonstances où les frictions mercurielles et le deuto-chlorure ou le deuto-iodure à l'intérieur en donneraient de très-mauvais.

Il m'a toujours paru que l'iritis syphilitique avait un caractère plus grave que les autres, que les sécrétions auxquelles il donne naissance étaient plus persistantes, plus difficiles à résorber. Nous en avons vu se produire, alors qu'il semblait ne plus exister d'inflammation dans l'œil, et lorsque tous les autres symptômes syphilitiques avaient disparu. C'est ainsi que dernièrement encore, ayant opéré une femme de la pupille artificielle, sans qu'il y ait eu d'inflammation consécutive, nous avons reconnu deux mois après l'opération, que les bords de la pupille nouvelle étaient recouverts d'une sécrétion brune, et cependant les symptômes syphilitiques avaient disparu depuis long-temps.

Il est indispensable, si l'on veut obtenir un bon résultat de la pupille artificielle, d'opérer dans la troisième période de la maladie, si on laisse arriver la quatrième, les malades ne voient pas ou voient peu.

Dans la quatrième période, je continue les anti-syphilitiques et j'emploie surtout les narcotiques, le cyanure de zinc, l'opium, etc., pour calmer les douleurs, mais la vision est généralement perdue.

Il convient maintenant, après avoir étudié sommairement l'iritis, de revenir en arrière et de discuter quelques questions douteuses, et sur lesquelles les pathologistes ne sont pas entièrement d'accord.

1°. Le déplacement de la pupille en haut et en dedans

est-il un signe d'iritis syphilitique, comme l'ont prétendu quelques auteurs ?

Non, dirons-nous, parce que ce déplacement a lieu sous l'influence de causes autres que la syphilis ; il se présente souvent à la suite d'une affection de la membrane de Descemets, qui s'est étendue à la portion de cette séreuse réfléchie sur l'iris, et, d'ailleurs, il se fait très-fréquemment en dedans et en bas, car j'en ai en ce moment encore deux exemples sous les yeux, dont l'un non-syphilitique.

2° La déformation particulière de la pupille est-elle un signe d'iritis syphilitique ?

Non, dirons-nous encore, parce que la pupille subit la même déformation dans les autres iritis.

3° Faut-il voir le signe spécial de la syphilis, dans cette bordure cuivrée qui se présente souvent sur le bord pupillaire dans l'iritis syphilitique ; non puisque sur 10 ou 12 iritis qui ont ce signe il en est un au moins qui n'est pas syphilitique. J'ai pour ma part dans ma pratique une très grande tendance à regarder comme syphilitiques tous les iritis qui offrent ce symptôme ; mais il m'a trompé à plusieurs reprises alors même qu'il était réuni à d'autres caractères plus communs dans l'iritis vénérien que dans les autres. Cependant ce signe est assez important pour prescrire d'examiner la gorge et la peau du malade, presque toujours en pareil cas il y a des ulcères chroniques dans la bouche, aux amygdales et plus souvent encore des papules sur la peau, ou bien des pustules ou des squammes.

4° Les prolongements bruns, filaments ou condylômes, appartiennent-ils exclusivement à l'iritis syphilitique.

Non sans doute, mais ces productions anormales sont bien plus graves quand elles naissent sous l'influence de la vérole. Avant tout un mot sur leurs différents aspects :

Les unes sont de simples filaments bruns allant de la pupille à la capsule du cristallin et se rapprochent des fausses membrames séro-albumineuses par leur nature et leur manières de se produire. Dans les pupilles artificielles elles se montrent sous forme de fausses membranes véritables et recouvrent tous les bords de la nouvelle pupille. — Les autres sont des productions anormales que j'appellerais volontiers les bubons de l'œil ; heureusement bien plus rares, elles donnent lieu à de grandes douleurs et à d'immenses désordres, l'iris devient bosselé dans quelques cas, dans d'autres la chambre antérieure diminue de volume par suite du gonflement de l'iris. Quelquefois ces tumeurs abcèdent à la manière du bubon et alors se produit le phénomène dont nous avons déjà parlé, le fond de l'abcès devient d'un brun noir et l'on croirait à une pupille artificielle.

Les filaments bruns sont très-communs dans les iritis, quoique plus communs dans l'iritis syphilitique ; mais les tubercules de la nature de ceux que nous venons de décrire sont un signe presque certain d'infection.

Quelques auteurs ont parlé d'une mydriase qui se présenterait dans l'iritis syphilitique. Nous ne l'avons jamais observée ; mais nous avons vu l'iris teint en noir dans la moitié de sa surface de manière à simuler la mydriase. Ce noir est même plus prononcé en couleur que les sécrétions brunes que l'on distingue quelquefois dans ce cas dans la pupille, et qui servent à établir sa grandeur et son emplacement réel, ce qui permet d'arriver à un diagnostic positif.

Ce qui précède renferme notre manière de voir et de faire en ce qui concerne l'iritis syphilitique ; mais nous devons y ajouter quelques notes sur les tentatives infructueuses.

Préparations d'or. Employées seules, elles ne nous ont pas réussi ; associées aux sudorifiques, elles ont donné des résultats que nous attribuons à ces derniers.

Cyanure de zinc et opium. Seuls, ces médicaments sont insuffisants, et ne produisent du calme que pour quelques jours.

Emétique et antimoniaux. Leurs résultats n'ont pas été assez constants dans l'iritis syphilitique pour que je les emploie dans ma pratique habituelle. Lorsque j'y ai eu recours, je les ai administrés à haute dose, j'ai donné 5 à 8 décigrammes d'émétique en un jour.

Quelques-unes des questions soulevées par les opinions que nous avons émises dans cet article sur l'iritis syphilitique, demandent à être éclairées par des faits, nous allons en présenter : voici d'abord le relevé de quelques malades que nous avons opérés, à Nantes même, de la pupille artificielle, pour des iritis vénériens et dont nous avons pu récemment constater l'état.

M. N., dont l'œil gauche est figuré dans notre planche au n° 3, a des pupilles immobiles et voit à se conduire des deux yeux, il est âgé de 40 à 45 ans.

Mme F., âgée de 28 ans, n'a pas été prise de l'œil droit et voit passablement bien de l'œil opéré, elle peut lire. Mme F., âgée de 57 ans, malade des deux yeux, opérée de celui dont elle était borgne, voit de cet œil à prendre ses aliments, à se conduire, distingue très-bien les personnes dans les appartements, mais voit mal au soleil, à moins qu'elle ne soit abritée par un garde-vue, sa pupille est grande et immobile.

Gudvé dont j'ai parlé dans les annales d'oculistique, et que j'ai guéri de l'œil droit en présence de MM. Mayor de Lausanne et Bertini de Turin, voit de cet œil de manière à satisfaire aux usages de la vie.

Gouby, cordonnier, à Nantes, voit à peine à compter mes doigts, bien qu'il ait une très-belle pupille, son œil est le deuxième de notre planche.

Henry Gendron a vu six mois avec une pupille artificielle que je lui ai pratiquée dans l'œil droit, je dirai plus tard ce qui lui est survenu depuis, je dois le réopérer sous peu et l'opération présente plus de chances que la première fois.

Parmi les borgnes et aveugles opérés de la pupille artificielle pour des iritis syphilitiques j'en prends donc six que j'ai pu revoir depuis peu, ces six malades représentent onze yeux atteints d'iritis sur lesquels huit ont été opérés, les huit opérations ont réussi comme opérations, mais trois d'entre elles ont donné de mauvais résultats pour la vision, Gendron présentant de plus belles chances aujourd'hui que la première fois peut être distrait de ce tableau et nous trouvons alors sur sept opérations datant d'une année cinq succès satisfaisants, un résultat très-médiocre et presque nul, un insuccès complet; nous avons cette conviction que les autres opérations que nous avons faites en pareille occurence n'ont pas été moins heureuses.

Est-il possible de faire disparaître les fausses membranes étoilées qui se produisent si souvent en face de la pupille dans l'iritis syphilitique. — Deux voies se présentent pour arriver au but, on peut essayer les agents médicaux ou les agents chirurgicaux, les premiers ne m'ont jamais réussi que chez de jeunes sujets; voici de quelle manière j'ai étudié les seconds:

Chez Gendron la pupille artificielle que j'avais obtenue s'étant fort rétrécie sous l'influence d'une sécrétion produite par une sub-inflammation, la pupille qui restait se trouvait en face d'une sécrétion étoilée. Voulant éviter une seconde opération ou tout au moins la rendre fructueuse, j'ai fait une incision à la cornée dans sa jonction avec la sclérotique puis avec des pinces j'ai pincé à trois reprises la fausse membrane sans chercher à l'enlever.

Pendant huit jours j'ai combattu l'inflammation consécutive et dix-huit jours après l'opération, j'ai vu passer dans la chambre antérieure une matière blanche pulpeuse ressemblant à celle fournie par les cataractes traumatiques une ponction lui a donné issue, mais la pupille s'étant encore rétrécie pendant l'inflammation traumatique et l'iris ayant formé une synéchie postérieure dans son bord pupillaire, le résultat a été singulièrement restreint, du reste la pupille qui existe est parfaitement nette. Je suis à peu près sûr maintenant de rendre la vue à Gendron ; mais voici un fait qui montre les dangers des tentatives de cette espèce.

Chez Gudvé, ancien infirmier de l'Hôtel-Dieu, dont j'ai déjà parlé, il s'est produit par suite d'une tentative de cette nature, un épanchement dans la chambre postérieure et le malade a cruellement souffert ; il a fallu débrider l'œil en faisant une large incision à la cornée.

L'iritis syphilitique se présente aussi quelques fois dans les syphilis larvées, en voici un exemple qui nous a paru mériter d'être inséré dans ce travail.

La famille de M. V., ayant appris en janvier 1844, que je me trouvais en Basse-Bretagne, où m'avaient appelé quelques malades et le besoin de revoir mes anciens condisciples, qui m'ont toujours témoigné tant d'amitié pendant et depuis l'époque de mes études, M. V., souffrant depuis environ deux années, me fut présenté au château de Quintin, où j'étais alors. Il était accompagné de son médecin ; car, j'ai toujours eu pour règle, dans mes voyages, de faire de mes conseils des actes d'obligeance vis-à-vis de mes confrères et de m'écarter autant que possible des habitudes et des traditions des médecins ambulants. M. V., était âgé de 16 à 17 ans, couperosé, d'une bonne constitution. Je l'examinai avec le plus grand soin et je ne tardai pas à reconnaître un iritis syphilitique ; mais ce jeune homme ne s'était jamais exposé à la contagion, il y avait donc nécessité, par suite, d'admettre l'incubation du virus pendant près de quatorze ans, et la transmission héréditaire. Je conseillai le sirop de Cuisinier avec des doses progressives d'iodure de potassium, quelques purgatifs et des vésications ammoniacales; au bout de trois mois, le médecin de ce jeune homme m'écrivit, le succès était complet. L'iodure avait été porté à la dose de trois grammes par jour, mais l'estomac s'en étant fatigué, on était redescendu progressivement à un gramme, puis on l'avait supprimé. Aujourd'hui la pupille de l'œil affecté est est extrêmement contractile.

Le jeune et habile médecin qui soignait M. V., étant un ami de la famille, peut-être même l'un de ses parents, avait cru devoir réclamer des consultations de spécialistes qui avaient pris cette affection pour une amaurose simple.

Mais l'affection avait atteint successivement les deux yeux et l'un d'eux, le premier malade était alors mieux. — Mais l'affection avait débuté sous l'influence de travaux intellectuels et de veilles prolongées. — Mais la pupille de l'œil malade avait été d'abord difforme et ovalaire transversalement, puis perpendiculairement. — Mais cette pupille était un peu cuivrée sur son bord inférirur pupillaire, quoique l'iris n'eut pas changé de coloration. — Mais cette pupille était immobile. — Mais le malade portait à la peau quelques taches cuivrées, quelques papules très-peu importantes quoique caractéristiques, et ce dernier signe avait passé inapperçu.

Qu'on ne s'étonne pas de cette longue incubation du virus syphilitique, je pourrais citer à l'appui d'autres faits de transmission héréditaire dans lesquels l'incubation a été plus longue encore, puisque dans l'un, la syphilis ne s'est révélée qu'après 28 années, lorsque la malade était déjà mère. Cette fois elle avait pris la forme d'une otite à laquelle avait succédé une exostose; le tout a guéri, sous l'influence du sirop de Cuisinier additionné de deutochlorure.

DE L'IRITIS PSENDO SYPHILITIQUE.

Le mercure est difficile à manier; bien des praticiens ne guérissent pas leurs malades parcequ'ils dépassent le but. C'est surtout chez ceux qui ont été traités par les frictions, les pilules de Béloste, et d'autres préparations de ce genre à dose élevée que se manifeste l'iritis plendo syphilitique. Il ne diffère en rien de l'autre, mais loin de guérir il s'exacerbe sous l'influence des préparations mercurielles.

J'ai pour règle lorsqu'un malade se présente à moi avec un iritis syphilitique ou psendo syphilitique, de l'interroger sur la quantité de mercure qu'il a prise à l'intérieur. Si elle a été considérable, je m'abstiens d'en donner d'autre et de même si les frictions ont été prolongées. J'emploie alors les moyens suivants :

1° Iodure de potassium, à doses croissantes, depuis un gramme par jour en deux fois, jusqu'à trois et quatre grammes en plusieurs doses.

2° Sirop de salsepareille composé.

3° Bains salés amidonnés pris très-chauds, avant de se mettre au lit.

4° S'il y a quelqu'affection cutanée, je préfère les bains avec le sulfure de potassium dans lesquels on délaie de l'amidon cuit.

5° Au lit, force couvertures et des boissons chaudes et sudorifiques.

Il m'arrive aussi quelques fois en pareille occurrence, lorsque les bains ne réussissent pas, d'en modifier la formule et de faire prendre deux ou trois fois seulement un bain entier avec du deuto-chlorure, dans la proportion de 8 à 20 grammes pour un bain. Mais je n'agis ainsi que dans des circonstances exceptionnelles.

Si je suis appelé au début de l'iritis syphilitique, je ne m'écarte jamais de cette règle que je regarde comme un aphorisme.

Toute affection syphilitique traitée par les mercuriaux, réclame trois précautions :

1° Que le mercure soit très-divisé et employé à doses modérées.

2° Une diète sévère (il faut que le malade ne mange pas à sa faim).

3° Une chaleur habituelle suffisante pour entretenir une transpiration continue.

C'est d'après ces indications que j'ai soumis plusieurs malades à des fumigations locales, avec le sulfure de mercure et j'en ai obtenu, ici, comme dans l'orchite chronique de bons résultats, mais il faut remarquer que cette médication est toujours d'un emploi très-difficile dans les affections oculaires.

IRITIS SCROPHULEUX.

L'iritis scrophuleux affecte une marche sub-aiguë et se présente sous trois formes; ou bien il saisit l'iris par l'uvée, mais alors tout en présentant les mêmes caractères que l'iritis chlorotique dont il n'est à bien dire qu'une modification, il attaque généralement, dans sa dernière période, la membrane de Descemets, et surtout la cornée dans sa partie centrale, de manière à laisser à la suite un albugo à l'extérieur et souvent aussi une tache jaunâtre, puis blanchâtre ensuite à l'intérieur. Cette forme de l'iritis scrophuleux n'est pas très-rare. Deux à trois fois déjà elle nous a donné lieu de pratiquer la pupille artificielle, et nous aurons encore sous peu à faire cette opération pour un cas semblable; ainsi tandis que généralement l'iritis chlorotique pourrait être dénommé iritis chlorotico-scruphuleux, celui-ci mérite le nom d'iritis scrophulo-chlorotique. Son traitement est semblable à celui que nous avons conseillé pour l'iritis chlorotique, seulement lorsque paraît l'affection de la cornée il faut l'arrêter dans ses progrès par de légères cautérisations.

Seconde forme de l'iritis scrophuleux. Une légère tache blanchâtre se manifeste à l'œil, le malade n'y prend pas garde, elle augmente et présente un aspect qui est le milieu entre une cataracte traumatique passée dans la chambre antérieure et accolée à la membrane de Descemets et un large albugo occupant la surface externe de la cornée, mais avec la loupe et un peu d'attention le diagnostic n'est plus douteux. Plus tard il se produit une sécrétion jaunâtre, le plus souvent au centre de cette tache; bientôt l'inflammation gagne de proche en proche et s'étend à l'iris.

Abandonnée à elle-même elle attaque d'abord la surface de l'iris, c'est-à-dire la séreuse antérieure, puis le corps de l'organe. La cornée se ramollit et se perfore, puis viennent des dégénérescences qui forcent d'enlever l'œil. Nous avons vu toutes ces phases chez un homme de l'arrondissement de Châteaubriant, qui nous a consulté à diverses reprises sans vouloir ou pouvoir rester à Nantes, suivre un traitement sous nos yeux, et il a fallu en dernière analyse le débarrasser d'un globe fungueux entièrement modifié dans la structure de son tissu.

Les phases de cette seconde forme sont donc les suivantes :

1° Trouble de la membrane de Descemets en face de la pupille;

2° Sécrétions anormales de cette membrane;

3° Extention de l'inflammation à la séreuse antérieure de l'iris;

4° Affection du corps de l'iris, perforation et ramollissement de la cornée;

5° Dégénérescence de l'œil.

Pendant la période d'incubation de cette maladie, le malade se plaint de voir un trouble, une fumée à travers laquelle il distingue les objets, mais dès la première période il ne distingue plus que les masses, à la seconde il est borgne. On aperçoit encore l'iris et surtout la pupille si l'œil est bleu, à travers la cornée malade dans la troisième période, mais on devine sa place plutôt qu'on ne la distingue. Cette maladie n'est douloureuse qu'à partir de la troisième période, alors elle commence à produire des insomnies souvent très-difficiles à combattre. Les moyens curatifs que nous avons employé contre cette affection sont de quatre ordres, à savoir : les anti-scrophuleux, les révulsifs, les narcotiques et les astringents.

Comme anti-scrophuleux nous conseillons une bonne nourriture, des promenades en lieu sec, à l'air et au soleil (avec un garde-vue), trois fois ou au moins deux fois le jour; le sirop anti-scorbutique avec l'iodure de fer, surtout chez les femmes et surtout si elles sont médiocrement réglées. — Nous employons encore très-volontiers le calomel associé à l'extrait de ciguë, une fois par jour à dose non purgative. — Nos révulsifs sont les ventouses sur le cou ou la grande ventouse en cuivre de la jambe, que nous ne possédons que depuis peu, et les vésifications ammoniacales sur le cuir chevelu, qui facilitent la résorption des liquides épanchés. —Les narcotiques sont l'extrait de belladone ou de jusquiame, et le cyanure de zinc employés en pommades et en frictions; le sulfate de morphine par la méthode endermique; à l'intérieur, l'eau de laurier cerise associée au sirop d'opium. Quand aux astringents, nous avons obtenu d'assez bons effets des pommades au sulfate de zinc, au sulfate de cuivre et au nitrate d'argent. Même, dès la seconde période, elles resserrent le tissu de la cornée qui n'est que trop disposé au ramollissement.

Nous avons employé, sans succès, l'huile de foie de morue, l'essence de térébenthine et les antimoniaux dans cette maladie, qui a généralement cédé avec assez de facilité quand le traitement a pû être aidé d'une hygiène convenable.

Voici la troisième forme de l'iritis scrophuleux et ses diverses phases.

1° Il existe un petit triangle vasculaire, dont la base touche la cornée ; presque toujours ce triangle est placé au côté externe.

2° Quelques points paraissent comme luisants et ramollis sur ce triangle, la sclérotique est évidemment affectée. Le cercle des vaisseaux retro-cornéens se développe.

3° La maladie gagne et fait le tour de la cornée. L'iris perd de sa mobilité, la cornée présente des points semi-opaques dans l'intérieur de son tissu. L'œil est très rouge, douloureux, et les insomnies commencent avec les douleurs sus-orbitaires.

4° Les douleurs augmentent. La cornée perd sa transparence. La pupille, souvent déplacée et rétrécie, sans être oblitérée, est à peine visible ; un bourrelet vasculaire considérable existe dans tout le pourtour de la cornée ; il se produit des staphylômes de la sclérotique, et la vision s'abolit.

Le traitement de cette affection ne diffère en rien, quant au fond, du traitement que nous venons de décrire ; seulement, elle réclame quelques précautionss spéciales qu'il faut signaler : Souvent elle débute par les symptômes d'une ophtalmie granuleuse, et souvent même elle est accompagnée de granulations ; de là des excisions et des cautérisations. Plus tard, nous croyons que la cautérisation de la conjonctive malade est encore utile. Les pommades légèrement astringentes produisent aussi du bien. — Chez les femmes un peu vigoureuses, nous employons quelquefois des applications de sangsues aux cuisses ou aux genoux. Si l'iritis se montre à la suite de fièvres intermittentes prolongées, nous avons recours au sulfate de quinine, employé à petite dose chaque jour, pendant un ou deux mois. En général, cette maladie cède avec facilité, mais dans de certaines limites; l'on obtient aisément un état stationnaire, et même de l'amélioration; difficilement une guérison radicale et absolue.

Ce qui précède, vérifie donc les excellentes données de Dugès sur l'anatomie de l'œil, puisque nous reconnaissons trois iritis scrophuleux; l'un, qui s'étend au système cornéen; l'autre, au système choroidien; le troisième, qui attaque le tissu vasculaire de l'organe; puisque les trois affections ont des caractères anatomiques tranchés.

IRITIS RHUMATISMAL.

En écrivant ce travail, nous nous sommes surtout préoccupé de cette pensée, que le livre de la nature est ouvert à tous, que tous doivent faire leurs efforts pour y lire de leur mieux. Oublier les livres des Dammon, des Machensie et des autres maîtres de l'art, pour nous placer en face des faits que nous avions observés, pour les décrire et les résumer en les rattachant à leurs causes; telle a été la conséquence de notre manière de voir.

Nous avons remarqué quatre formes différentes des iritis arthritiques. La première est sub-aiguë et se maintient à cet état un temps indéfini. La seconde se produit avec la plus grande facilité et presque nécessairement chez les personnes qui ont été atteintes d'ophtalmie rhumatismale externe: elle est à cette ophtalmie ce que l'iritis syphilitique est à la blenorrhagie oculaire. La troisième fait explosion sous l'influence de changements brusques de température, de veilles et d'abus vénériens. La quatrième accompagne une ophtalmie chronique externe et se montre surtout chez les vieillards qui ont eu des maladies vénériennes et qui ont abusé des plaisirs.

M. G., souffre dans l'un des yeux, c'est un homme de 40 ans, rhumatisé, d'une vie sobre. Je remarque autour de la cornée, à un millimètre, une petite couronne de vaisseaux légèrement injectés. Dans l'œil souffrant, la pupille est un peu rétrécie, la belladone ne la dilate qu'incomplètement, mais d'une manière régulière. Un abus de table ou le coït produisent un endolorissement dans cet œil. Quoique meilleur que l'autre il se fatigue plus vite. Ce mal cède à quelques frictions mercurielles belladonées et à deux vésications ammoniacales sur le cuir chevelu.

A la suite d'une gonorrhée, M. L., a été pris d'une affection rhumatismale des plus graves. Il devient perclus de tous ses membres et la vision diminue dans un œil. Des bains de vapeur, des bains locaux de vapeur de camphre, des frictions mercurielles belladonées sur les articulations malades, quelques bains de sublimé et le proto-iodure de fer à l'intérieur commencent la guérison, l'état de l'œil s'améliore; mais la pupille reste mobile quoique rétrécie.

Chez M. le baron de N., l'une des pupilles est rétrécie, mais la vision se fait très-bien de près quoique l'iris n'ait guères de mobilité et se retracte peu sous l'influence de la belladone. Cet état s'est manifesté à la suite de douleurs rhumatismales, qui avaient été précédées par des maladies vénériennes. Depuis 10 ans il est stationnaire.

La seconde forme de l'iritis rhumatismal se présente tantôt accompagnée de l'ophtalmie rhumatismale externe, tantôt seule. La déformation de la pupille qui prend quelques fois une teinte cuivrée sur son bord, l'inflammation de la séreuse antérieure, quelques fois du corps de l'iris, des sécrétions blanches à la surface de l'iris et plus souvent dans l'intérieur de la pupille, les unes sous forme d'anneau, les autres sous forme de toiles, le rétrécissement et même l'oblitération de la pupille; voilà les caractères saillants de cette maladie dans laquelle on voit aussi, quelques fois, des sécrétions brunes allant à la capsule.

Traitement. Les ventouses sur le cou, la saignée, l'essence de térébenthine, l'émétique à dose élevée, cinq décigrammes en quelques heures, la transpiration, les revulsifs aux extrémités. Voilà les moyens qui réussissent le mieux.

Voici la formule générale de notre traitement :

1° Saignée, s'il y a de la fièvre, sinon, ventouses scarifiées sur le cou, 2 ou 3 jours de suite.

2° Frictions mercurielles belladonées pendant toute la durée de l'inflammation.

3° Synapismes, le premier jour aux genoux pour déplacer l'inflammation et même au besoin les jours suivants. Ce remède nous a réussi quelques fois aussi instantanément que dans la forme catharale de l'ophtalmie rhumatismale.

4° Nous n'essayons l'essence de térébenthine, qu'après avoir employé déjà les émissions sanguines. C'est un remède infidèle.

5° Nous n'avons jamais employé de prime abord l'émétique ou le kermès à haute dose dans les pleuropneumonies, les faits dont nous avons été temoin nous ayant donné cette conviction que les antimoniaux réussissent bien mieux après les émissions sanguines. Nous agissons d'après cette donnée dans l'iritis rhumatismal, et nous n'y avons pas recours avant le troisième ou le quatrième jour du traitement.

6° Nous regardons toute complication d'embarras gastrique comme fâcheuse et nous nous en débarrassons avec cinq centigrammes de tartre stibié en lavage.

7° Nous avons une grande confiance dans les bains aromatiques et salés et surtout dans les bains de sable salé que l'on peut prendre au bord de la mer.

8° A la fin du traitement, nous donnons souvent l'iodure de potassium ou de fer, selon les cas, dans du sirop de

Cuisinier, et nous faisons, sur la tête, des vésications ammoniacales.

La troisième forme de l'iritis rhumatismal présente deux variétés, l'une commence par l'uvée, l'autre par la séreuse antérieure; l'une et l'autre peuvent occasionner de graves désordres, la seconde variété donne souvent naissance à des hypopions pour lesquels il ne convient pas d'ouvrir la cornée. Cette troisième forme de l'iritis rentrant pour les altérations pathologiques et pour le traitement dans ce que nous avons écrit nous passons à la quatrième.

Celle-ci se montre surtout chez les vieillards. Nous avons sous les yeux un dessin remarquablement fait, qui représente les deux yeux de M. le baron de G. Une jeunesse active et orageuse, les fatigues de la guerre, des abus vénériens et des syphilis, voilà les antécédants du malade. Des conjonctives d'un rouge huileux, quelques vaisseaux très-développés, un bourrelet retrocornéen, des taches sur la cornée entre ses lames et derrière la cornée par suite de l'inflammation de la membrane de Descemets, des vaisseaux variqueux rampant sur la cornée et formant des anastomoses visibles à l'œil nu, des pupilles immobiles parce que l'inflammation gagnant de proche en proche s'est étendue à la membrane antérieure de l'iris; voilà les signes physiques de cette affection. Chez d'autres, les cornées deviennent staphylomateuses par suite de ramollissement. Les signes rationnels sont, la photophobie qui existe sans être très-grande et les douleurs sus orbitraires souvent hemieraniennes.

Le traitement indiqué par les symptômes eux-mêmes réclame de très légères cautérisations; ainsi, l'emploi de pommades à l'oxide rouge, avec de très-petites doses de nitrate d'argent, on y ajoute avec avantage l'excision des vaisseaux variqueux, des frictions calmantes et des révulsifs comme des ventouses sèches sur le cou, un vésicatoire au bras. Les antimoniaux, l'essence de térébenthine, les purgatifs à l'intérieur, les drastiques, la salivation mercurielle produite par le calomel ou autrement, sont plus nuisibles qu'utiles. Avec des pommades convenablement employées, un usage judicieux de la belladone et des excisions de vaisseaux, l'on peut obtenir en six ou sept semaines une amélioration telle, que des malades qui ne voient pas, puissent se conduire seuls. Abandonnée à elle-même, cette maladie marche lentement vers le ramollissement, l'opacité et le staphilôme de la cornée, vers l'oblitération plus ou moins complète de la pupille et la perte irremédiable de la vue. Nous soignons en ce moment, madame Ve Richer, de Noirmoutier, chez laquelle cette maladie a duré trois années. Pendant tout ce temps il y a eu des douleurs de tête cruelles, le sommeil n'a jamais été réparateur et la lumière du jour ou des bougies n'a pu être supportée. Trois semaines du traitement indiqué ci-dessus et la résection de quatre vaisseaux variqueux, lui ont permis de se conduire.

IRITIS PSORIQUE.

La psore, agit très-défavorablement sur les malades que l'on opère de la pupille artificielle; mais elle produit rarement l'iritis, et c'est une assez faible cause de prédisposition, à moins toutefois que sur l'état psorique ne se soit greffé la syphilis devenue l'état habituel du malade, qui est alors syphilitico-psorique. En Basse-Bretagne, où les maladies cutanées sont si communes, et même dans la Loire-Inférieure, où la teigne n'est pas rare, nous avons vu de nombreuses affections oculaires liées à la psore. Ainsi, chez les enfants scrophulo-psoriques, il y a des keratites et des conjonctivites extrêmement graves qui s'accompagnent souvent d'ulcères des joues, imitant la maladie nommée lupus. Ces affections produisent des cécités temporaires qui durent deux et trois ans, quand elles ne sont pas soignées deux à trois mois au moins, même quand elles le sont avec le plus d'habileté, presque toujours elles donnent naissance à des perforations, par suite à des hernies de l'iris dans lesquelles cependant cet organe reste intact. La suppression brusque de la teigne muqueuse agit souvent sur les yeux; mais c'est presque toujours sur la rétine que son action se fait ressentir en produisant l'amaurose. Au bord de la mer, où l'usage du poisson et des coquillages réagit d'une manière si sensible sur le système cutané les affections iridiennes ne sont pas plus communes qu'ailleurs. Je suis loin cependant de nier l'influence de l'état psorique sur l'iris; mais je n'ai vu que deux sortes d'affections iridiennes qu'on puisse lui attribuer. Les unes évidemment avaient été produites par transmission, l'irritation ayant passé de la conjonctive à l'iris, comme dans l'une des formes de l'ophtalmie scrophuleuse, les autres ne se sont jamais présentées à mon observation dès le début et j'ai trouvé le cristallin et les capsules accolées à l'iris dont l'uvée paraissait avoir été le point de départ de l'irritation. Il m'est arrivé en pareille occurrence, à diverses reprises, de pratiquer la pupille artificielle avec bonheur; mais aucune de ces pupilles ne s'est maintenue. J'ai eu aussi le chagrin, chez le père d'un de mes confrères et amis, atteint d'icthiose, de voir un iritis se manifester sous l'influence d'une vive impression de joie lorque la vision paraissait assurée et rétablie ; et cela, sans qu'aucune imprudence pût servir à expliquer cet accident

Nous recommanderons à ceux de nos confrères qui auraient à s'occuper d'affections oculaires dartreuses, l'excellent livre de Baumès de Lyon. C'est dans des ouvrages de cette nature, que le médecin, guidé par une saine philosophie médicale peut puiser des indications positives sur la direction des traitements à employer pour arriver au but? Malheureusement notre époque si féconde en articles de journaux est bien pauvre en œuvres méditées et consciencieuses.

IRITIS TRAUMATIQUE.

Il faut distinguer et mettre à part celui qui succède à l'opération de la cataracte. Ce travail n'étant pas un traité sur l'iritis, nous ne le décrirons pas, nous dirons seulement, comment nous essayons de le prévenir et comment de le guérir.

Nous saignons aussitôt après l'opération, les malades qui ne sont ni scrofuleux, ni chlorotiques, ni cachectiques. — Nous n'opérons nos cataractés qu'après leur avoir vidé l'intestin avec un lavement laxatif. Si des douleurs de tête se manifestent dans la première nuit après l'opération, nous administrons une ou deux pilules de calomel de cinq centigrammes et nous appliquons sur le cou une ventouse scarifiée ; nous nous efforçons de procurer du sommeil pendant les cinq ou six premières nuits avec des potions contenant du sirop d'opium et de l'eau distillée de laurier cerise. Si malgré tout, l'iritis traumatique se manifeste, nous ajoutons à notre traitement préservatif des frictions mercurielles belladonées, nous recourons de nouveau aux ventouses scarifiées et nous administrons, le plus souvent, à l'intérieur le calomel jusqu'à salivation ou le calomel uni au kermès. C'est dans une période plus avancée que nous avons recours à la ciguë et au cyanure de zinc, la plupart des autres médicaments préconisés en pareille occurence nous ayant fait défaut, excepté toutefois les vésicatoires et les vésications ammoniacales derrière l'oreille et sur la tête qui souvent nous ont donné d'excellents résultats.

Plusieurs cas particuliers des iritis traumatiques nous paraissent demander quelques mots, non pas à cause du traitement, mais à cause de leur spécialité.

Brûlures. Du plomb fondu, de l'eau bouillante et surtout la chaux produisent parfois dans l'œil des troubles considérables que la méthode abortive fait disparaître le plus souvent, mais il peut arriver, ou que le malade soit mal soigné, ou que le traitement abortif échoue, voici alors comment les choses se présentent :

1° La cornée est entourée d'un chémosis blanc sur lequel se dessinent quelques vaisseaux. Ce chémosis n'est pas séreux, il est blanc mat et n'offre aucune transparence.

2° Autour de ce chémosis la conjonctine et très-injectée.

3° Sur les paupières l'on remarque aussi à l'intérieur quelques points blancs tuméfiés.

4° L'introduction de toute pommade astringente ou caustique dans l'œil est excessivement douloureuse.

5° La cornée présente entre ses lames des points blanchâtres tantôt ronds, tantôt diffus qui sont profondément situés.

6° La pupille est immobile et rétrécie ; souvent déplacée.

7° L'iris paraît quelque peu modifié dans sa couleur près du ligament ciliaire.

8° Il y a des douleurs sus orbitaires ou circum orbitaires, quelques fois sus auriculaires.

9° L'œil est sensible à la lumière, mais il n'y a pas de photophobie.

10° La vision est confuse.

11° Quelques fois la cornée présente des ulcères, quelques fois il y a sécrétion séro-purulente.

Nous avons toujours été heureux dans le traitement de cette forme de l'iritis et voici notre manière d'agir.

Cautérisation très-légère une ou plusieurs fois le jour de toute la conjonctive, avec une pommade au nitrate d'argent.

Calomel jusqu'à salivation.

Ventouses scarifiées sur le cou.

Frictions mercurielles belladonées du côté malade.

Plus tard les iodures à l'intérieur.

Enfin notre poudre au sulfate de cuivre dans l'œil.

Cette forme de l'iritis traumatique est intéressante en ce qu'elle montre que l'iritis peut commencer par la partie ciliaire.

Blessures à la sclérotique.—Généralement lorsqu'un corps tranchant ou un projectile font une incision à la sclérotique à un, deux et même trois millimètres de la cornée, il se produit dans cette incision une hernie de l'iris. — Presque toujours cette hernie est recouverte par la conjonctive, à cause du défaut de parallélisme des blessures. Quelques fois même, la sclérotique est coupée sans que la conjonctive le soit. Ce fait assez curieux ne se présente que dans les cas ou la blessure a été faite par un projectile.

Le traitement des affections iridiennes consécutives est très-simple. L'on excise la hernie et l'on prévient ainsi la cécité produite par l'oblitération de la pupille. Ce sont deux cas de ce genre qui nous ont appris que l'on pouvait passer par la sclérotique et devant le ligament ciliaire pour pratiquer la pupille artificielle, par décollement et par excision.

Coups de corne de bœuf et fortes contusions. — Ces accidents sont assez communs et produisent presque constamment le décollement de l'iris et son atrophie quelle que soit la couleur des yeux. La chambre antérieure reste pleine de sang et d'un *rouge noir*, pendant un temps qui varie depuis quelques jours jusqu'à deux mois.

Lorsqu'elle est redevenue plus ou moins nette, on apperçoit des désordres. Voici les principaux parmi ceux que nous avons vus depuis 2 à 3 ans :

A. Une portion de l'iris a été transportée dans la sclérotique quelques fois à l'opposé de son insertion. Le cristallin s'est ramolli et a été résorbé ; la capsule est cataractée. (J'ai un dessein de ce genre dans ma collection.)

B. Il s'est produit une énorme mydriase et il y a ou il n'y a pas cataracte.

C. Il y a hernie de l'iris dans la sclérotique atrophie du reste, la capsule et le cristallin ont été résorbés après ramollissement.

D. Le décollement de l'iris a produit deux pupilles; mais il y a vision quoiqu'une portion de l'iris soit atrophiée et que l'on voie des restes de la capsule.

E. Le décollement de l'iris lui a donné la disposition d'un triangle; il y a quatre pupilles et vision, mais très-incomplette.

F. L'iris s'est enflammé, s'est accolé à la capsule, il a eu ramollissement des deux organes résorption complète de la capsule et incomplète de l'iris.

G. La mydriase est entière et l'iris ne se voit pas. La capsule et le cristallin ont été résorbés, tantôt en entier, tantôt en grande partie.

Dans ces accidents nous employons les saignées locales par le cou, avec des ventouses à pompe, des potions opiacées avec l'eau de laurier cerise, des frictions mercurielles belladonées, le calomel à l'intérieur, généralement à la dose d'un décigramme tous les jours, afin de tenir le ventre libre. — De cette manière, nous arrêtons constamment les douleurs et nous rendons presque toujours la vue aux malades; mais la vision est ce qu'elle peut. Pour faciliter la résorption, nous faisons usage après la première semaine de vésications ammoniacales sur le cuir chevelu, derrière l'oreille et sur le front.

Piqûres de l'iris des procès ciliaires et de la choroïde. — Cet accident, trop fréquent, est produit par des canifs, des aiguilles, des pointes de ciseaux; il entraîne constamment la perte de la vue, et plus tard, celle de l'œil; un staphylôme annulaire et variqueux, entourant toute ou presque toute la cornée, compliqué d'hydrophtalmie, condamne le chirurgien à enlever la partie antérieure de l'œil. Voici la marche des accidents traumatiques produits par ces blessures si dangereuses.

1° La cornée et l'iris portent les traces d'une blessure, mais on ne voit rien de plus.

2° Les premiers accidents traumatiques cèdent plus ou moins aisément; il se produit une cataracte, et malgré la guérison de l'iris et de la cornée, il existe des douleurs sourdes.

3° L'œil paraît plus gros, la sclératique plus bleue au pourtour de la cornée, et la cataracte a quelque chose de particulier, qui n'est cependant pas semblable à ce que l'on voit dans le glaucôme.

4° La cataracte disparaît, la pupille devient nette, l'œil grossit, et la cornée est enchassée dans un cercle bleu.

5° L'œil grossit encore; s'il est bridé, il distend les paupières, et peut prendre le volume d'un œuf de canne placé sur l'orbite, sans arriver à se rompre; s'il n'est pas bridé, il peut sortir en avant des paupières et présenter une difformité dégoutante.

A cette époque, trois choses peuvent avoir lieu :

1° Un travail de résorption peut se faire et l'œil s'atrophier; j'en ai vu des exemples.

2° L'état peut rester stationnaire, surtout si l'œil est recouvert en partie par les paupières distendues.

3° L'œil se rompt et donne lieu à un ulcère de très-mauvaise nature.

Que faire en pareil cas? Enlever, avant cette dernière période, toute la partie malade, afin d'avoir un moignon sain qui préside aux mouvements de l'œil d'émail. Cette opération, très-facile, se fait en deux temps.

1er temps. On taille un lambeau supérieur avec un bistouri à lame large et fort peu épaisse.

2me temps. On coupe la partie inférieure du lambeau avec des ciseaux courbes, sans pointe, non pas en un coup, mais en deux, parce que l'opération se fait mieux ainsi.

Je rencontre très-fréquemment les accidents que je viens de décrire; et cinq fois, cette année, j'ai eu à pratiquer l'opération qui précède.

Voici un cas qui résume tout ce qui peut arriver lorsque l'on fait l'ablation de la partie antérieure de l'œil.

Mlle Adèle Radnac, jeune enfant de sept ans, demeurant au château de Lorges, près Quintin, est blessée à l'œil droit par une pointe de ciseaux. La cicatrice se fait bien, mais l'œil grossit un peu et devient trouble. L'enfant est alors conduite par Mlle Hervé Dulorrain, sa tante, près d'un spécialiste. Le cas est méconnu et pris pour une cataracte. Conduit à Rennes par le mauvais état de ma santé, en octobre 1843, j'y reçois la visite de M. Radnac et de Mlle Hervé Duhorrain, qui m'amenèrent la jeune enfant. Je déclare que la cataracte, si tant est qu'il y en ait, disparaîtra, que l'œil grossira encore, et que la cornée sera un jour enchassée dans un cercle bleu; cependant, je conseille divers moyens pour éviter cette aggravation du mal, ainsi des astringents et des mercuriaux. L'œil diminue un peu; pendant trois mois, les choses vont mieux, puis, le mal reprend; il se manifeste des douleurs sus-orbitaires, puis sus-auriculaires; enfin, mes prédictions se réalisent tout-à-fait complètement. L'œil devient hideux, et l'enfant m'est amenée à Nantes. — Je procède à l'ablation de la partie antérieure de l'œil, en faisant un lambeau supérieur avec un couteau, tandis que je taille l'inférieur en deux coups de ciseaux avec toutes précautions, pour avoir un moignon convenable et sans strabisme, ce qui n'est pas indifférent. Mon ami Kostrewski, mon aide actuel Walzinski, le père et mon domestique me servaient d'aides. L'opération fut très-difficile à cause de la grande indocilité de l'enfant; elle ne dura, toutefois, que quelques secondes. Une hémorragie de quarante-huit heures et des vomissements pendant quatre jours furent les suites de cette opération. Plus tard, il fallut détruire avec la pierre un caillot qui était placé entre les lèvres de la sclérotique et présentait l'aspect d'une tumeur fibreuse, ayant, ce qui me paraissait très-fâcheux, des adhérences intimes avec les parties contigües. — Le quinzième jour, la cicatrice était en bonne voie; le trentième, elle était parfaite.

L'on n'a pas toujours ces accidents à redouter; ainsi, cette année même, nous avons opéré la cousine de M. Doucin, teinturier, sur la Fosse, 12, et la guérison a été parfaite au bout de huit jours; chez le fils de M. Sabot, de Châteaubriant, elle a été complète le quinzième; chez une vieille femme, indigente, le dixième; chez un journalier de Nort, le dixième, etc. Dans tous ces cas l'humeur vitrée était désorganisée; il y avait de plus altération de l'iris, de la choroïde et des procès ciliaires.

Nous laisserons de côté les autres accidents traumatiques de l'iris qui peuvent se présenter, et nous passons aux affections de la membrane de l'humeur aqueuse.

AFFECTIONS DE LA MEMBRANE DE L'HUMEUR AQUEUSE.

Voici quelques cas qui présentent de l'intérêt et qui caractérisent cette affection sur laquelle on a peu écrit en France.

Mlle Victoire N., de Héric, me vient dans les premiers jours d'août 1844; elle est aveugle; toute la partie interne des cornées est recouverte d'une exsudation blanche; il est impossible de voir l'iris. Le pourtour des cornées est malade, et pret à s'ulcérer; il y a photophobie, la menstruation se fait mal. Cette demoiselle est âgée de vingt ans. — Calomel jusqu'à salivation, sangsues aux cuisses, pommade au calomel dans l'œil, frictions sur le front et les tempes avec le proto iodure de mercure; j'échoue complètement. J'administre alors à l'intérieur les quatre pilules suivantes, chaque jour, pendant un mois.

Proto iodure de fer, quatre décigrammes;

Idem de potassium, deux décigrammes;

Poudre inerte q. s.;

Faites, quatre pilules.

La malade les prend en mangeant, parce que l'estomac ne peut les supporter. — Chaque jour j'introduis dans l'œil une pommade résolutive, avec camphre, oxide rouge et calomel, quelquefois une poudre avec les sulfates de cuivre et de morphine; et au bout d'un mois, les pupilles sont nettes. Rien ne me fait supposer que la face antérieure de l'iris ait été malade.

La même maladie se présente quelque fois sous la même forme, dans un état bien plus avancé; elle est alors incurable; j'ai vu en pareille occurrence la cornée présenter à l'intérieur des gonflements très-considérables, analogues aux exostoses. J'ai encore deux cas de ce genre dans ma clientèle, dans lesquels j'ai complètement échoué. Chez l'un, la chambre antérieure est à peu près remplie par cette espèce d'exostose.

Autre forme de la même maladie. — Un paysan des environs de Saint-Nazaire, âgé de 17 ans, lymphatique et chlorotique, souffrant depuis six mois, m'est adressé cette année par le curé Fleury. Il n'y a pas iritis, mais la membrane de Descemets est malade dans tout le pourtour de la cornée, de manière à former une zone circulaire, plus large en haut qu'en bas, au milieu de laquelle on voit un iris sain et une pupille libre. Les frictions de proto iodure et le sirop antiscorbutique avec iodure de potassium et iodure de fer, ont guéri en quinze jours le malade : j'ai fait copier ce cas, et j'en publierai quelque jour le dessin.

Troisième forme de la même maladie. — L'enfant du tambour de la garde nationale de mon ancienne compagnie a l'œil droit malade ; cet enfant est psorique, présente des éruptions papuleuses et vésiculeuses à la peau, notamment à la figure. La partie de la membrane qui est affectée correspond au centre de la cornée ; là s'est établi un ulcère que j'ai guéri par un cautère appliqué à l'extérieur. — J'ai donné à l'intérieur quelques purgatifs et des pilules d'iodure de potassium et de fer, avec le savon médicinal ; de temps à autre le calomel et la cigüe. Il va bien.

Je viens de guérir de la même manière un paysan de Machecoul qui était aussi lui dartreux. La cautérisation du centre de la cornée a produit une grande amélioration.

Quatrième forme. — Un compagnon tanneur, qui se trouvait à Lyon en 1842, dans le service du docteur Bouchacourt, quitta l'hospice pour revenir près Nantes, dans sa famille. Une fois de retour, on me l'adressa. La cornée, dans ses deux tiers postérieurs, était envahie par une sécrétion abondante séro-puriforme, contenue entre la membrane et la cornée elle-même. J'ai employé une pommade résolutive, puis une ponction, puis les moyens intérieurs ci-dessus indiqués, et je n'ai obtenu qu'une demi-guérison.

Je reviendrai plus tard sur cette maladie dont je compte décrire complètement les symptômes objectifs et subjectifs. Pour le présent, je crois devoir passer outre en faisant remarquer, toutes fois, que je n'ai jamais rencontré la maladie de l'humeur aqueuse dégagée de tout vice interne.

DE LA PUPILLE ARTIFICIELLE.

Nous reprenons aujourd'hui la question de la pupille artificielle au point où nous l'avions laissée en 1842, dans le 2me volume supplémentaire des Annales d'Oculistique. Les expérimentations que nous avons faites sur des animaux et plus de 90 opérations pratiquées sur l'homme, depuis la publication de ce travail, nous ont amené à modifier nos opinions de cette époque sur quelques points, et conduit à des tentatives nouvelles, importantes pour la guérison de deux séries assez nombreuses de borgnes et d'aveugles.

Dans un ouvrage consacré à l'enseignement l'on doit rapporter les divers procédés aux méthodes générales, qui sont au nombre de quatre : l'incision, l'excision, le décollement et l'enclavement. Dans un travail adressé aux hommes de pratique, nous croyons devoir examiner de préférence la marche à suivre dans les diverses circonstances qui nécessitent l'opération de la pupille artificielle: que faut-il faire si l'on rencontre des cataractes d'un petit diamètre? Comment guérir les cécités produites par des iritis, comment celles qui succèdent à l'opération de la cataracte, comment celles qui succèdent aux autres accidents traumatiques, comment celles qui tiennent à des leucômes indélébiles, comment celles qui sont dues à des staphilômes? Voilà les questions dont nous allons nous occuper. Notre but n'est pas d'examiner ce qui se fait sous ces divers rapports, dans les principales cliniques de l'Europe; mais seulement de signaler à nos confrères comment nous obvions personnellement en pareil cas aux accidents auxquels nous sommes appelé à *remédier*.

CATARACTES CONGENITALES CENTRALES.

En 1841 nous fûmes demandé par un jeune homme cataracté de naissance, mais dont les cataractes étaient centrales et très-étroites. Au grand jour il était borgne de l'œil droit, le soir il en voyait assez bien. Après avoir dilaté la pupille avec de l'extrait de belladone, nous incisames la cornée de l'œil droit, à la partie interne et inférieure. C'était une faute; il eut fallu opérer plutôt à la partie externe et supérieure. La paupière supérieure pouvant se relever tandis que l'inférieure ne s'abaisse pas. L'incision fut faite à la cornée, presque dans la jonction avec le sclérotique; il eut mieux été d'opérer dans la jonction même, mais l'indocilité du malade nous en empêcha. Le lambeau soulevé, l'iris se trouva atteint de spasme et ne fit pas hernie. — Le saisir avec des pinces eût été dangereux à cause de la capsule et de la résistance opposée par le spasme, nous prîmes notre emporte-pièce et nous enlevâmes au bord du lambeau de la cornée un lambeau semi-lunaire de deux à trois millimètres de large sur un millimètre 1/2 environ de profondeur. La cornée s'est cicatrisée dans les vingt-quatre heures, et la force des choses a produit dans la perte de substance de la cornée une hernie nécessaire que nous avons rendue adhérente par trois ou quatre cautérisations. Aujourd'hui nous n'aurions pas recours à cette méthode, nous n'employons notre procédé d'enclavement que lorsqu'il s'agit d'opérer du côté du nez, ou dans quelques autres cas spéciaux.

Voici quelle est notre manière d'agir : prenant un couteau de Wenzel, à lame convexe sur le tranchant, nous piquons la sclérotique à deux millimètres ou un millimètre de la cornée, plutôt au-dessus qu'au-dessous de l'axe transverse des yeux, nous passons devant le ligament ciliaire et nous entrons dans la chambre antérieure sans toucher à l'iris. Cette méthode a tous les avantages de la sclérotomie sans avoir aucun de ses inconvénients, avec un peu d'adresse on ne blesse aucun organe et la cornée reste intacte. L'incision pratiquée de la largeur du couteau, ou bien l'iris fait hernie, et alors on saisit cette hernie et on l'excise; ou bien il ne fait pas hernie et alors on introduit des pinces dans l'œil, on saisit l'iris près du ligament ciliaire et on l'entraîne au dehors puis on l'excise; dans ce cas le décollement de l'iris précède souvent son excision.

C'est par cette méthode que nous avons obtenu l'année dernière deux beaux succès, l'un chez François Raboisson, de Bonboudif (Cantal), venu exprès de Bordeaux à Nantes; l'autre chez Nicolas Mounier, d'Allaire, près de Redon (Morbihan). Le second aveugle et cataracté de naissance, le premier simplement cataracté de naissance. Tous les deux voient aujourd'hui les plus petits objets et jouissent même d'une bonne vue. Rigler nous ayant donné, pour l'opération des cataractes congéniales centrales, quelques conseils qui ne nous paraissaient pas rationels, nous avons publié les observations de ces deux cas dans les Annales d'Oculistique, tome X, page 291, en réponse à ses assertions. Chez Nicolas Mounier, l'un des yeux fut opéré par notre procédé d'enclavement qui est exempt de tout danger et l'autre par excision. L'enclavement tel que nous le pratiquons est certes la méthode la plus sûre mais ses résultats sont moins satisfaisants.

Les faits qui précèdent sont d'une assez grande importance et nous n'hésitons pas à émettre les deux propositions suivantes :

1° Dans les cataractes centrales congénitales ou non congénitales, avec iris libre, il faut pratiquer la pupille artificielle.

2° En pareil cas, il faut recourir à l'excision, en passant par une ouverture faite à la sclérotique que l'on incise en commençant à 3 millimètres au-dessus de l'axe horizontal des yeux.

Que faire, en effet, si l'on n'accepte pas ces propositions? Extraire les cataractes ; mais l'extraction pratiquée en général chez des logeurs, dans des galetas et chez des gens indociles, n'a-t-elle pas au moins une chance d'insuccès sur cinq. — Les broyer; mais en général, elles ne sont pas molles. — Les abaisser ; mais combien sont plus légères que le liquide de la chambre postérieure? Combien présentent de ces altérations partielles de la capsule, qui forment de véritables bridès et font échapper la cataracte à la pointe de l'aiguille ? Mais l'abaissement a aussi lui une chance d'insuccès sur cinq. — Pénétrer par la cornée avec un couteau ou une aiguille ne conduit à rien qui vaille : il est donc sage de pratiquer la pupille artificielle. Or, de toutes les méthodes, celle qui a pour avantage de donner facilement une grande pupille, placée aussi près que possible du bord de la cornée, doit être préférée, et si plusieurs méthodes conduisent à ce résultat, il faut choisir celle qui, n'altérant pas la cornée, ne laisse aucune chance de cicatrice, même linéaire, pouvant amoindrir le succès de l'opération.

Cécités produites par des iritis.

1° Si un œil devenu borgne, par suite d'iritis, n'a plus d'inflammation et distingue le jour de la nuit, on peut l'opérer.

2° Si l'autre œil est sain, la vision de l'œil opéré ne déplace pas l'axe visuel et le malade s'en trouve mieux que de n'avoir qu'un seul œil.

3° L'opération doit être pratiquée comme nous l'avons dit plus haut, c'est-à-dire par excision, et en pénétrant par la sclérotique dans la chambre antérieure.

L'on a trop souvent considéré comme incurables les cécités produites par des iritis, et surtout par l'iritis syphilitique. Il semblerait qu'on doit abandonner à son malheur tout borgne ou aveugle atteint d'iritis avec condylômes et sécrétions étoilées devant la capsule, ou d'iritis avec capsulite centrale, ou d'iritis avec condylômes et synéchie. L'expérience nous a prouvé qu'il fallait en appeler à une plus grande hardiesse des opérateurs, des préceptes que les maîtres de l'art nous ont donnés sur cette matière, les faits que nous avons déjà cités viennent à l'appui de nos propositions.

Gudvé, le plus malade de nos opérés, Gudvé qui était aveugle, voit aujourd'hui à se conduire, après avoir long-temps souffert d'un iritis syphilitique. Madame F... qui était borgne voit mieux avec les deux yeux qu'avec un seul, et cependant des sécrétions brunes bordent la nouvelle pupille. — La femme F..., Fosse, 12, voit aussi bien mieux avec les deux yeux qu'avec un seul; dans ces deux cas, l'axe visuel n'a pas été déplacé. Il en est ainsi chez Madame L..., atteinte d'un iritis séreux postérieur ou chlorotique, suite d'abus vénériens; elle voit très bien de l'œil opéré, puisqu'elle peut coudre et lire, et l'axe visuel n'a pas été déplacé.

Maintenant comment comparer le procédé habituel d'excision au nôtre? Le procédé habituel laisse sur la cornée une cicatrice et nous l'évitons, le procédé habituel force de saisir l'iris soit avec les pinces, soit avec le crochet sous un angle d'environ 45 degrés, ce qui expose à attaquer la capsule, et nous, nous pouvons attirer l'iris sous une direction presque parallèle. L'ancien procédé attaque forcément l'iris bien près de la partie malade ou dans la partie malade qui peut se déchirer sans résultat; nons avons nous toute liberté de choix pour la partie que nous devons saisir. Comparera-t-on le décollement à notre procédé? Mais ne savons-nous pas que l'opération habituelle du décollement ne peut se pratiquer que dans la partie supérieure de l'œil, et qu'elle échoue assez souvent; que dans les circonstances où elle réussit, cette réussite est encore incomplète dans quelques cas, même au point de vue de l'opération.

CÉCITÉS PRODUITES PAR DES LEUCÔMES.

Dans les leucômes, situés à la partie externe de l'œil, et dans les staphylômes, nous préfèrons la distention forcée de la pupille ou enclavement dans un trou fait à la cornée par un emporte-pièce à toute autre méthode. S'il faut opérer du côté du nez, il devient extrêmement difficile avec des pinces d'aller saisir l'iris par une incision faite au côté interne de la cornée, parce qu'on s'expose dans les mouvements de l'œil à blesser la capsule du cristallin ou à froisser le corps iridien. Au contraire pour peu que l'on ait pratiqué à la cornée une incision de quatre à cinq millimètres, il est assez facile de porter dans cette incision la portion plate de notre emporte-pièce et de faire subir à la cornée une perte de substance ovalaire ou presque circulaire, selon le désir de l'opérateur ou l'exigeance de la situation. Cette ouverture établie, l'action de la belladone aidant la pression des muscles de l'œil, l'iris se trouve poussé mécaniquement et forcément dans la perforation faite à la cornée avec l'emporte-pièce à deux branches dont nous faisons usage, et il suffit de quelques cautérisations pour l'y maintenir. Ce procédé, au dire de M. Deval, serait plus mauvais que ceux d'Hymly et d'Adams. Pourquoi donc? Serait-ce parce qu'il nous a donné constamment d'assez bons résultats, tandis que les procédés d'enclavement d'Hymly et d'Adams qui ne peuvent servir que très-difficilement à pratiquer des pupilles artificielles à la partie interne et à la partie supérieure de l'œil, échouent une fois sur trois. Serait-ce encore parce que notre procédé met à l'abri de toute lésion de la capsule en opérant mécaniquement la distention de la pupille, tandis que Hymly, Adams, Tyrrell et autres étaient obligés de saisir l'iris avec des pinces ou une érigne. Serait-ce, enfin, parce que les plaies de la cornée qui contiennent une portion lacérée de l'iris guérissent plus difficilement qu'une perforation à l'emporte-pièce, perforation bien moins grave que celles produites par les coups de capsule, les affections scrophuleuses, syphilitiques et rhumatismales.

MM. Sichel et Rognetta ont agi autrement à notre égard sans daigner lire le mémoire que nous avions eu l'honneur de leur adresser, l'un et l'autre nous ont accusé de plagiat, c'est-à-dire, de vol scientifique.

Le premier l'a fait, en 1841, avec quelque réserve et quelques formes, nous lui avons répondu dans la *Gazette Médicale* de Montpellier, et depuis, M. Cunier, dans son supplément aux annales de 1842, s'est prononcé contre M. Sichel, après avoir employé notre emporte pièce pour produire une distension forcée de la pupille. Mais tout récemment dans un ouvrage publié en 1844, voilà que M. Rognetta nous accuse à son tour, de plagiat. Cette fois ce n'est plus Hymly, c'est Adams, dont nous nous sommes attribué l'invention, ce sont Gibson et Tyrrel dont nous imitons la manière d'agir; notre procédé n'est autre que le leur, *et c'est sans doute par inadvertance que nous nous en croyons l'inventeur.*

Nous avons suffisamment prouvé par ce qui précède, la différence qui existe entre les enclavements de nos prédécesseurs et celui que nous avons proposé d'abord en 1835, (Lettre à Ribes de Montpellier.) puis en 1841. Nous laisserons donc cette question de côté; mais nous dirons à M. Rognetta, que la critique a ses obligations de convenance, d'honneur, de loyauté, obligations qu'il a complètement oubliées à notre égard.

Un point très-important lorsque l'on opère du côté du nez, c'est de mettre en pratique l'excellente innovation du docteur Cunier, en coupant le droit interne pour produire un étrabisme artificiel.

Nous avons apporté à notre méthode d'enclavement une amélioration très-utile lorsque l'on peut s'en servir. Si après l'incision de la cornée, l'iris fait une hernie sous le lambeau de cette membrane légèrement soulevé, nous excisons d'un seul coup, à l'emporte pièce, la hernie et un petit morceau de la cornée. Dans ce cas, la partie de l'iris qui tient au cercle ciliaire vient boucher l'incision de la cornée; il n'y a pas d'hémorragie à cause de la nature de l'instrument qui coupe en contondant et nous n'avons jamais vu d'inflammation consécutive, même chez quelques filles chlorotiques et scrophuleuses. C'est en raison de ces motifs, que nous aimons à employer cette méthode opératoire chez les aveugles qui n'ont qu'un œil opérable, comme le capitaine Choimet, de Trentemou (voir les annales d'oculistique), qui avait perdu depuis quarante années et non pas depuis 20 ou 25 seulement comme nous l'avons dit par erreur; la vision de l'œil que nous avons opéré en 1843 en présence de notre estimé confrère le docteur Hégésipe Duval D'argentan.

Comment s'étonner maintenant, que nous agissions de la même manière lorsqu'il est question de staphylômes et surtout de staphylômes dus à des diathèses plus ou moins guéries. Il y a cinq jours à peine, nous avons eu des accidents graves chez un indigent d'une cinquantaine d'années, atteint de staphylôme scrophuleux, à la suite d'une opération par excision, et nous avons regretté d'avoir abandonné une méthode plus sûre, dans l'espérance d'obtenir mieux, sans songer qu'en chirurgie oculaire *le mieux est presque toujours l'ennemi du bien.*

PUPILLES NÉCESSITÉES PAR L'OPÉRATION DE LA CATARACTE.

Nous les pratiquons par quatre procédés :

1er procédé. Lorsque l'opération a été faite par extraction, lorsque de plus, il existe un leucôme obscurcissant la partie inférieure de la cornée, nous entrons dans l'œil avec un couteau à lame étroite par le leucôme ; nous passons sous l'iris et nous relevons la pointe du couteau vers la partie supérieure de la cornée, nous tirons l'iris à nous avec cette pointe du côté du tranchant et nous achevons la section de la cornée et de l'iris en traversant une seconde fois la cornée. C'est le procédé que nous avons employé chez Le Taldir'h de Pontivy (Voir notre mémoire sur la pupille artificielle, supplément aux annales d'oculistique, 2me volume.) Généralement il donne de bons résultats parce que la section de l'iris et celle de la cornée ne sont point parallèles.

2me procédé. Nous saisissons l'iris avec des pinces érignes, près du ligament ciliaire; nous le décollons et nous l'excisons en le faisant sortir par une plaie faite à la partie non transparente de la cornée.

3me procédé. Nous nous servons d'une ou de plusieurs incisions faites à l'iris à travers la cornée, au moyen d'un couteau à lame très-étroite.

4me procédé. Quand c'est possible, nous recourons à notre procédé d'excision par la sclérotique.

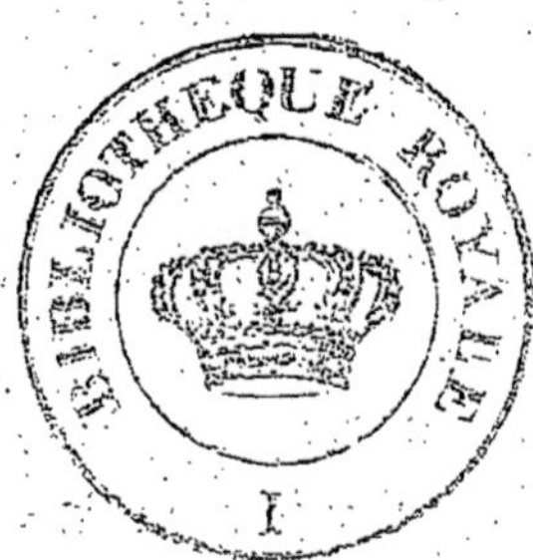
BIBLIOTHEQUE ROYALE
I

www.ingramcontent.com/pod-product-compliance
Ingram Content Group UK Ltd.
Pitfield, Milton Keynes, MK11 3LW, UK
UKHW020225220726
13923UKWH00002B/513